MÉMOIRE

SUR

L'EMPLOI DU PERCHLORURE DE FER

CONTRE LA POURRITURE D'HOPITAL

ET L'INFECTION PURULENTE,

Par M. SALLERON,
MÉDECIN PRINCIPAL DE PREMIÈRE CLASSE.

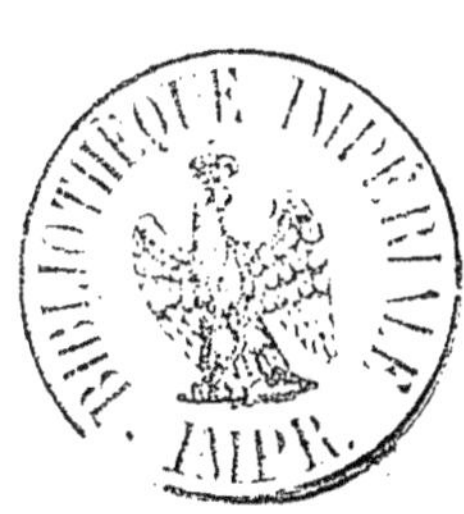

PARIS

LIBRAIRIE DE LA MÉDECINE, DE LA CHIRURGIE ET DE LA PHARMACIE MILITAIRES

VICTOR ROZIER, ÉDITEUR,

Rue Childebert, 44,

Près la place Saint-Germain des-Prés.

1859

Imprimerie de Cosse et J. Dumaine, rue Christine, 2.

MÉMOIRE

SUR

L'EMPLOI DU PERCHLORURE DE FER

CONTRE LA POURRITURE D'HOPITAL

ET L'INFECTION PURULENTE.

***

Employé d'abord pour coaguler le sang dans les tumeur anévrysmales, et ensuite comme hémostatique dans les lésions traumatiques, le perchlorure de fer, comme tous les agents actifs et nouveaux, n'a pas tardé à être essayé contre des affections de forme et de nature fort différentes ; il s'est trouvé doué de propriétés multiples, et a déjà reçu de nombreuses applications internes et externes. Si toutes n'ont pas été également heureuses, il est au moins permis de croire, d'après les résultats obtenus, que ce produit chimique est plus que coagulant ; qu'il possède des propriétés médicamenteuses réelles, et qu'il pourra rendre de grands services à la thérapeutique chirurgicale, dans les cas de pourriture d'hôpital et d'infection purulente, lorsqu'il aura été manié par des hommes habiles, capables de bien apprécier la nature de son action, ses effets, et de varier convenablement son mode d'application, suivant les conditions infiniment variées qui secondent ou paralysent l'efficacité des agents thérapeutiques.

Sans crainte des démentis que l'avenir pourra donner aux propriétés que j'ai reconnues au perchlorure de fer contre ces deux états morbides, je vais faire connaître quelques-uns des bons résultats qu'il m'a donnés dans les hôpitaux de Constantinople, où grâce à lui, nous avons pu souvent triompher des deux complications les plus fâcheuses et les plus meurtrières qui, malheureusement, sévissent souvent sur les blessés du champ de bataille.

Comme les faits cliniques sont plus importants que les expériences et les inductions théoriques pour prouver la valeur d'un agent thérapeutique nouveau, j'ai cru devoir rapporter, avec les détails, qui m'ont paru nécessaires, un assez grand nombre de cas de pourriture d'hôpital et d'infection purulente ou putride traités par le perchlorure de fer.

Afin de rendre claire et facile l'exposition des faits et les conséquenses théoriques et pratiques qui en sont la suite, je diviserai mon travail en deux parties : la première comprendra la pourriture d'hôpital, la seconde l'infection purulente.

DE LA POURRITURE D'HOPITAL.

Pour faciliter la lecture et l'intelligence des observations que je vais rapporter, je crois nécessaire de rappeler brièvement les conditions physiologiques fâcheuses dans lesquelles se trouvaient les blessés de Crimée, les mauvaises dispositions hygiéniques des hôpitaux de Constantinople et l'appareil symptomatologique que présentait constamment la pourriture d'hôpital.

Tous les blessés étaient affaiblis et détériorés par l'ennui, la mauvaise nourriture, les fatigues, les privations, les intempéries atmosphériques, et par toutes les causes débilitantes qui agissent si activement sur l'homme de guerre placé dans des conditions exceptionnelles ; plus ou moins anémiques, plus ou moins scorbutiques, nos blessés ne présentaient que des réactions faibles ou nulles, et subissaient facilement et rapidement l'influence de l'atmosphère miasmatique qui les enveloppait, pour ainsi dire, d'une manière permanente et prolongée, dans les ambulances de Crimée comme dans les hôpitaux de Constantimople.

Pendant presque toute la durée de la campagne, les hôpitaux de Constantinople ont été encombrés de malades et de blessés atteints de lésions graves, souvent multiples, qui fournissaient une grande quantité de produits morbides viciant d'une manière permanente l'atmosphère des salles de chirurgie. Aussi, pendant deux ans, la pourriture d'hôpital a régné sous la forme endémique ; elle a fait de nombreuses victimes ; elle a sévi avec une violence et une intensité qu'on n'observe jamais dans les hôpitaux civils et militaires en temps de paix.

J'ai toujours vu le développement de la pourriture d'hôpital précédé et accompagné de symptômes généraux qui annonçaient, d'une manière évidente et positive, l'intoxication préexistante de l'organisme. Toujours l'affection locale se compliquait d'un engorgement séreux sous-jacent et périphérique plus ou moins étendu, suivant le siége de la blessure et suivant l'état organique des malades. Cette complication, que l'on a si justement appelée *typhus traumatique*, m'a toujours paru la manifestation locale d'un état pathologique général qu'il fallait combattre avant d'en venir à l'emploi des topiques ; autrement, ceux-ci étaient le plus souvent insuffisants, ou complétement impuissants. Si, dans les cas légers, dans les cas sporadiques, le traitement local peut suffire, parce que l'organisme conserve assez de force pour réagir fortement et se débarrasser seul de l'agent toxique qui le pénètre, dans les cas graves, et surtout dans les circonstances endémo-épidémiques, lorsque le mal est généralisé et sévit avec violence, je reste bien convaincu qu'aucune médication locale, pas même l'amputation, n'est assez puissante pour sauver le blessé, à moins qu'elle ne soit de nature à réagir violemment sur l'état général et capable de provoquer une crise salutaire.

Nous avons observé la pourriture d'hôpital dans les conditions les plus fâcheuses, avec des degrés d'intensité et de gravité extrêmes, sur toutes espèces de blessures, sur toutes les régions du corps, sur des blessés profondément débilités, et quelques-uns complétement scorbutiques. Aussi, avons-nous pu constater, malheureusement

trop souvent, l'insuffisance ou l'impuissance absolue des
différents moyens curatifs recommandés par les auteurs
classiques, qui les ont employés avec succès dans des
conditions hygiéniques et pathogéniques fort différentes
de celles où nous nous trouvions. Un agent thérapeutique qui réussit souvent, dans de pareilles circonstances, doit nécessairement posséder une puissance d'action énergique et positive. Aussi, j'avance avec une
conviction pleine et entière que le perchlorure de fer possède, contre la pourriture d'hôpital, des propriétés actives
et réelles, parce qu'il agit d'une manière spéciale (je ne
dis pas spécifique), en raison de sa composition chimique,
et surtout parce que sa forme liquide le rend susceptible
d'applications faciles, variées, dans toutes les régions, sur
tous les tissus et sur toutes les plaies, sans crainte de produire des complications fâcheuses, ni des accidents dangereux.

Le perchlorure de fer employé à l'armée d'Orient a été
préparé et fourni par M. Burin-Dubuisson; il marque,
je crois, trente degrés à l'aréomètre; je n'en ai jamais
employé d'autre. Donné comme hémostatique seulement,
pendant longtemps je n'ai pas même eu l'idée qu'il fût
possible d'agrandir le cercle de ses attributions officielles
et de ses propriétés coagulantes, malgré les modifications
avantageuses que j'avais plusieurs fois observées dans l'état
de quelques plaies sur lesquelles on l'avait appliqué comme
anti-hémorrhagique.

Désespéré de l'impuissance presque absolue de tous les
moyens préconisés par les auteurs contre la pourriture
d'hôpital, voire même du cautère actuel qui, quoique doué
d'une puissance d'action énergique, mais circonscrite et
trop rapide, était souvent d'une application insuffisante et
quelquefois impossible, j'ai d'abord employé le perchlorure
de fer d'une manière tout empirique. N'ayant aucune connaissance des applications qui avaient pu être faites en
France de ce produit chimique nouvellement introduit
dans la thérapeutique chirurgicale, ignorant complète-
ment sa manière d'agir et son mode d'application, presque
effrayé des douleurs vives qu'il provoque, ne croyant pas

possible la découverte d'un moyen plus énergique que le
fer rouge, vanté par Delpech, Larrey et beaucoup d'autres
chirurgiens, comme le spécifique de la pourriture d'hôpital, j'ai hésité longtemps, et depuis, j'ai dû passer par
une série de tâtonnements pénibles, fâcheux et préjudiciables à un grand nombre de blessés qui n'en ont pas
retiré tout le bénéfice qu'aurait produit une application
mieux raisonnée et convenablement faite. Plus d'une fois
j'ai même douté des propriétés du perchlorure, parce que,
employé trop étendu, je n'obtenais que des modifications
insuffisantes, passagères, de courte durée, suivies du retour du mal. Mais depuis que j'ai osé l'employer avec l'é-
nergie nécessaire, j'ai obtenu des succès remarquables qui
auraient été impossibles par tout autre de ses équivalents
thérapeutiques.

J'espère qu'on me pardonnera de n'avoir pas mis dans
l'emploi du perchlorure toute la précision scientifique que
l'on serait en droit de désirer dans une question aussi
importante ; mais le temps et les instruments nous man-
quaient ; nous devions, avant tout, faire de la pratique et
laisser à de plus habiles le soin de faire de la science. Je
regrette d'autant moins cette omission qu'une précision
mathématique n'est pas rigoureusement nécessaire pour
obtenir un effet thérapeutique convenable ; quelques degrés de plus ou de moins importent peu. Lorsqu'on con-
naît le titre de la liqueur préparée, il suffit, pour l'application externe, de l'étendre plus ou moins, suivant l'intensité
d'action que l'on veut obtenir, et, suivant l'effet obtenu,
on concentre plus ou moins le liquide des applications
suivantes, en tenant compte des modifications produites
et de celles qui restent à obtenir.

Je vais d'abord rapporter quelques observations de pourriture d'hôpital traitée par le perchlorure de fer, parce
que la connaissance des phénomènes physico-chimiques
produits par cet agent me permettra de mieux exposer et
de mieux faire comprendre son mode d'action et d'application.

PREMIÈRE OBSERVATION.

Coup de balle au mollet ; inertie prolongée de la plaie ; pourriture d'hôpital ; insuccès du cautère actuel ; succès complet et rapide avec le perchlorure de fer.

Le nommé Moisi (Étienne), caporal au 1er régiment de zouaves, d'un tempérament sanguin nerveux, d'une constitution sèche avec système musculaire développé, d'une grande énergie physique et morale, blessé pour la troisième fois depuis le commencement de la campagne d'Orient, reçut, le 8 septembre 1855, un coup de balle qui traversa le tiers inférieur du mollet droit. Il fut évacué de Crimée, le 1er octobre, et arriva à l'hôpital de Dolma-Bagtché (Constantinople) le 3.

Le 4, à la visite du matin, ce blessé n'accuse aucune douleur ; toutes les fonctions sont en bon état ; les mouvements de flexion et d'extension sont libres et complets ; la marche n'est pas impossible, mais très-difficile et douloureuse. Les ouvertures d'entrée et de sortie sont sur la même ligne horizontale, à quatre ou cinq centimètres de distance ; le projectile n'a intéressé que la partie superficielle du muscle ; il ne reste aucun corps étranger dans la plaie ; les escarres sont à peu près complétement détachées ; les plaies sont larges, blafardes, d'un rouge livide, sans aucune tendance à la cicatrisation ; la suppuration, peu abondante, est séreuse et grisâtre ; il y a un engorgement sensible sous-jacent et périphérique ; l'appétit est bon et le sommeil calme : demie d'aliments avec trois quarts de vin ; pansement avec le vin aromatique, additionné d'alcool camphré.

Jusqu'au 8, même régime et même pansement, sans aucune modification de la surface traumatique. Les jours suivants, jusqu'au 13, trois quarts d'aliments et portion de vin, pansement avec le styrax, qui n'a pas plus d'action que le vin aromatique.

Le 14 au matin, bien que le blessé n'accuse aucune douleur et conserve de l'appétit, il paraît un peu préoccupé et avoue ne plus se trouver aussi bien que lors de son entrée à l'hôpital ; la tête est un peu lourde, le sommeil moins bon, plus léger et troublé par des rêvasseries ; la peau est sèche, rude et un peu chaude ; le pouls un peu concentré et légèrement accéléré ; la langue un peu saburrale, sans soif, sans nausées ; selles plus difficiles ; urines plus rouges et moins abondantes ; l'état des plaies n'a pas changé ; l'engorgement persiste ; le travail réparateur est nul.

Le 15, dans la soirée, malaise général, céphalalgie, soif, fièvre assez forte ; douleurs obtuses dans la jambe avec sensation de chaleur brûlante dans les plaies ; élancement douloureux dans tout le membre ; insomnie complète pendant la nuit ; un peu de sueur.

Le 16 au matin, continuation des mêmes symptômes ; altération notable de la figure ; bouche pâteuse, langue saburrale ; le mollet est gonflé dans toute son étendue avec induration et gonflement du pourtour des plaies qui paraissent plus étendues que les jours précédents ; elles sont couvertes de matières pulpeuses, grisâtres, avec suintement séreux plus abondant : les douleurs paraissent vives malgré le stoïcisme du blessé, qui fait peu de cas de cet appareil de symptômes dont il ne comprend pas toute la gravité : diète, limonade. potion stibiée, qui produit plusieurs vomissements et plusieurs selles, suivies d'une amélioration marquée dans l'état général ; sommeil calme dans la nuit.

Le 17, l'appareil fébrile est complétement dissipé ; le pouls est presque normal, pas de soif, un peu d'appétit ; mais l'état de la jambe n'est pas amélioré, bien que les douleurs soient moins fortes ; l'engorgement paraît plus fort ; les plaies s'agrandissent : leurs bords sont ulcérés et décollés ; elles sont couvertes de matières grisâtres, pulpeuses, médiocrement adhérentes, avec suintement séreux, abondant et fétide ; diète, eau de sedlitz, pansement avec l'eau chlorurée.

Le 18, l'amélioration dans l'état général se soutient, mais l'état local s'aggrave ; l'engorgement n'est pas plus volumineux, mais plus étendu ; les plaies, très-agrandies, sont presque réunies et toujours couvertes de matières grisâtres, pulpeuses, avec suppuration séreuse abondante ;

les douleurs sont plus fortes que la veille ; la jambe est légèrement rétractée, et l'extension complète impossible. Après l'ablation aussi complète que possible des matières morbides et du restant de la portion de peau qui partageait en deux la surface traumatique, je cautérise profondément avec le fer rouge toute l'étendue de la plaie sur laquelle j'éteins successivement quatre cautères. Le soir, très-grande amélioration ; les douleurs de la jambe ont complétement disparu ; sommeil calme et prolongé dans la nuit.

Le 19, état général satisfaisant ; escarre sèche, dure, épaisse et profonde ; pas de douleurs ; appétit ; assez bien toute la journée ; peu de sommeil dans la nuit ; moiteur.

Le 20, chute de l'escarre qui laisse à nu une large plaie irrégulièrement transversale, d'un rouge livide, fongueuse, avec suintement séreux très-abondant, mais sans matières pulpeuses et grisâtres ; l'engorgement est peu ou pas diminué ; céphalalgie légère, peau chaude, pouls un peu fébrile, soif, inappétence, constipation, ventre tendu, anxiété épigastrique ; quatre pilules purgatives le matin ; eau de sedlitz dans l'après-midi ; pansement avec l'eau chlorurée.

Le 21, état général mieux, mais pas d'amélioration du côté de la plaie, qui est douloureuse, fongueuse, un peu grisâtre, couverte d'une légère couche pulpeuse ; elle recommence à s'agrandir par l'ulcération des bords déjà un peu décollés ; l'engorgement périphérique est plus fort et plus étendu ; application de perchlorure de fer presque pur, suivie de douleurs vives que le blessé supporte sans pousser aucun cri, aucune plainte ; une demi-heure après, elles commencent à diminuer et cessent complétement quatre heures après l'application ; très-bien toute l'après-midi ; sommeil prolongé dans la nuit.

Le 22, état général complétement bien ; la plaie est recouverte dans toute son étendue d'une escarre dure, épaisse, jaunâtre, avec plaques brunes plus ou moins larges ; entre les bords de la plaie et l'escarre détachée en plusieurs points, sort une matière liquide, épaisse, comme crémeuse, noire, à reflets argentins, qui tache fortement les téguments

et les pièces d'appareil ; l'engorgement est considérablement diminué ; les douleurs locales ont complétement disparu.

Le 23, toutes les fonctions paraissent à l'état normal ;
l'appétit est prononcé ; les téguments du pourtour de la
plaie et les pièces d'appareil sont recouvertes et impré-
gnées d'une grande quantité de liquide noir ; la plaie est
rouge, vermeille, très-peu douloureuse ; elle paraît beaucoup moins large, et l'est réellement par suite de la disparition du gonflement périphérique et sous-jacent ; pansement avec l'eau chlorurée.

Le 25, malgré le rétablissement en apparence complet
des fonctions générales, l'état de la plaie n'est pas encore
entièrement satisfaisant ; la suppuration reste un peu séreuse et abondante ; il existe encore un engorgement limi-
té au pourtour de la plaie, dont les bords sont un peu tuméfiés et douloureux ; seconde application du perchlorure
de fer pur, accompagnée et suivie de douleurs, peut-être
un peu moins fortes et moins prolongées que la première
fois ; mêmes phénomènes physiques ; escarre solide, mais
moins épaisse que la première ; écoulement de matières
liquides, crêmeuses, noires, qui colorent fortement les téguments et les pièces de pansement. Le 26, bien.

Le 27, chute de l'escarre ; disparition complète du gonflement ; affaissement complet des bords de la plaie, qui est
rouge, vermeille et couverte dans toute son étendue de
bourgeons charnus de bonne nature, et très-sensiblement
moins large ; pansement avec l'eau chlorurée.

Les jours suivants, l'amélioration est progressive et rapide ; l'étendue de la plaie diminue journellement ; la suppuration est peu abondante et de bonne nature ; les bourgeons charnus restent rouges, vermeils et animés ; à l'eau
chlorurée on substitue le styrax et ensuite le cérat simple ;
les mouvements se rétablissent ; l'extension devient facile
et complète. Le 2 novembre, le blessé se lève et se promène avec des béquilles, la jambe maintenue fléchie et
soutenue par une bande. Le 3 et le 4, il continue à se promener avec des béquilles, et s'appuie légèrement sur le
pied. Le 5, il part pour la France. La plaie, dont le grand

diamètre est transversal, a encore tout au plus l'étendue
d'une pièce de cinq francs ; elle est légèrement déprimée,
sans engorgement périphérique, ses bords sont complète-
ment affaissés ; les bourgeons charnus sont rouges, vermeils, sans fongosités ; la suppuration peu abondante et
de bonne nature ; il existe une bande cicatricielle périphérique de 12 à 15 millimètres de largeur ; pour le voyage,
on lui applique deux bandelettes de diachylon, circulaires
et fénétrées pour protéger la plaie et faciliter les pansements ; l'état général est aussi bien que possible. Ce caporal est actuellement aux zouaves de la garde.

DEUXIÈME OBSERVATION.

*Coup de feu au jarret gauche ; inertie prolongée des deux
plaies ; pourriture d'hôpital rapidement guérie par le
perchlorure de fer.*

Le nommé Bouvarel (Louis), sergent-major au 2ᵉ régiment des grenadiers de la garde impériale ; d'une taille
élevée, d'une bonne et forte constitution, d'un tempérament lymphatico-sanguin ; blessé d'un coup de feu au genou gauche, le 8 septembre 1855, fut ensuite évacué sur
Constantinople, et entra à l'hôpital de Dolma-Bagtché le
21 du même mois.

La balle a frappé sur la partie interne du biceps crural,
à quatre ou cinq centimètres au-dessus de la tête du péroné, a passé entre le tendon et le fémur en décrivant un
trajet de cinq à six centimètres de longueur, presque horizontal, et est ressortie en arrière à peu près à la partie
moyenne et postérieure du creux poplité ; il ne reste aucun corps étranger dans le trajet de la balle, dont les deux
ouvertures sont noirâtres et desséchées, sans inflammation
ni gonflement périphérique, sans commencement de travail réparateur ; la jambe est au quart fléchie ; l'extension
impossible et douloureuse, mais l'articulation du genou
est complétement intacte ; l'état général semble parfait ;
l'appétit est bon ; le sommeil calme et prolongé ; les fonctions du ventre se font bien ; il n'existe aucun mouvement
fébrile ; demie d'aliments, portion de vin, pansement ex-

citant. Jusqu'au 30, même état général; aucune modification avantageuse du côté des plaies, qui restent pâles,
grisâtres, et ne fournissent que de la sérosité purulente.
Le 31, malaise général, peu d'appétit, moins de sommeil; bouche un peu pâteuse; selles difficiles; urines
rouges; peau rude et sèche. Le 1er octobre, état général
voisin de la fièvre; les plaies sont un peu sensibles, avec
gonflement périphérique prononcé : grand bain, cataplasme opiacé. Le 2, mieux prononcé; les douleurs ont
disparu; le gonflement a beaucoup diminué; l'extension
de la jambe est beaucoup plus étendue et plus facile; mais
les plaies, toujours pâles, grisâtres, sans tendance à la cicatrisation, continuent à fournir une suppuration séreuse,
claire, peu abondante et fétide. Les jours suivants, alternatives dans l'état local et général, sans changement avantageux, sans amélioration prononcée; il y a, au contraire,
persistance de douleurs vagues, et d'un dérangement fonctionnel qui donne lieu de craindre de nouveaux accidents
plus graves. Le 12 au matin, malaise général très-prononcé; flexion forcée de la jambe; gonflement œdémateux
de toute la région poplitée, qui s'accroît encore les jours
suivants, avec chaleur âcre et brûlante dans les plaies :
mouvement fébrile, presque continu, avec sueurs irrégulières, céphalalgie, insomnie, rêvasseries, inappétence,
soif, constipation. Le 15, gonflement très-fort du trajet de
la balle, avec douleur vive, chaleur brûlante et tension des
téguments, fluctuation obscure, molle et pâteuse; incision
verticale faite sur le trajet de la balle, en dedans et en arrière du tendon du biceps, qui donne issue à une médiocre
quantité de suppuration glutineuse et grisâtre : pansement
avec cataplasme opiacé; potion vomitive, et ensuite un
gramme de calomel. Le 16, amélioration dans l'état local
et général. Il y a beaucoup moins de gonflement; l'extension est plus facile, plus étendue; mais les plaies restent
pâles, livides, la suppuration toujours peu abondante et
de mauvaise nature : un grand bain, onction mercurielle
et cataplasme, que l'on continue les deux jours suivants.
Le 19, malaise général très-prononcé, abattement, prostration, découragement, figure pâle, terreuse; fièvre, cépha-

lalgie ; bouche pâteuse ; langue épaisse, jaunâtre, envie de vomir : potion ipéca-stibiée qui produit plusieurs vomissements et deux selles. Dans la journée, frissons à plusieurs reprises, avec sueurs vagues, irrégulières, de courte durée. La nuit, peu de sommeil, avec rêvasseries fatigantes et soubresauts dans le membre inférieur. Le 21, les plaies, très-douloureuses, sont envahies par la pourriture pulpeuse dans toute leur étendue ; mais surtout celle de l'incision, qui est gonflée et recouverte d'une couche épaisse de matière grisâtre, pultacée, avec suintement séreux abondant qui a traversé tout l'appareil ; on ne remarque aucun point ulcéré ; toute la région est le siége d'un gonflement œdémateux très-fort, le tendon du biceps est sensible à la pression et très-gonflé : un gramme de calomel et pansement avec l'eau chlorurée. Le 23 et le 24, amélioration très-prononcée dans l'état général, sans changement dans l'état local : même pansement. Le 25, l'état général reste satisfaisant ; mais l'état local paraît s'aggraver, bien qu'il n'existe aucune ulcération sur le bord des plaies : pansement avec une solution concentrée de sulfate de zinc et de sulfate d'alumine.

Le 26, état général moins satisfaisant ; aggravation notable de l'état local ; augmentation du gonflement ; les plaies sont plus douloureuses et s'étendent par l'ulcération de leurs bords, qui est bien caractérisée. Comme l'état des principales fonctions ne présente plus d'indications spéciales à remplir, et que l'ulcération des plaies menace de s'étendre rapidement et de produire des désordres graves, je crois prudent de ne pas retarder plus longtemps l'application d'une médication énergique. Le voisinage de l'articulation et des vaisseaux poplités, l'étendue et la profondeur du gonflement, la crainte surtout de léser d'une manière fâcheuse le tendon du biceps, qui est dénudé et gonflé dans l'étendue de plusieurs centimètres, m'empêchent d'employer le fer rouge ; cet agent, du reste, ne m'inspire plus aucune confiance, malgré son action énergique et l'amélioration instantanée qu'il produit toujours, mais qui, malheureusement, est le plus souvent de courte durée : pansement avec des plumasseaux imbibés de perchlorure de fer qui produit des douleurs excessives avec cris et pleurs pendant une demi-heure ; les douleurs diminuent ensuite progressivement, ne cessent complétement que cinq heures après, et sont remplacées par un calme et un sentiment de bien-être auxquels ne s'attendait pas le blessé. Sommeil calme toute la nuit. Le 27, amélioration générale et locale remarquable ; les plaies sont recouvertes d'une croûte épaisse, solide, sonore, d'un jaune rougeâtre. Une matière noire, de consistance crémeuse, commence à suinter à la circonférence des escarres ; l'engorgement œdémateux a presque entièrement disparu : pansement avec de la charpie sèche.

Le 28, l'appareil est imbibé de matières liquides, noirâtres, inodores, abondantes, qui recouvrent les téguments de la région et les surfaces traumatiques ; on enlève les croûtes, qui se détachent facilement et presque sans douleur. Les plaies, qui ont beaucoup diminué d'étendue, sont rouges, vermeilles ; on aperçoit déjà des bourgeons charnus, mais la modification n'est pas encore complète ; il reste un peu d'engorgement et de sensibilité : pansement avec l'eau chlorurée.

Le 29, pas ou peu de changement. Nouvelle application de perchlorure de fer qui cause des douleurs aussi vives que la première fois, mais qui durent moins longtemps.

Le 30, les douleurs et le gonflement ont complétement disparu ; l'extension de la jambe est complète ; les plaies sont recouvertes d'une croûte beaucoup moins épaisse que la première fois, mais de même couleur ; le liquide noir est moins abondant.

Le 1er novembre, les croûtes se détachent ; les plaies sont d'un beau rouge vermeil et recouvertes de bourgeons charnus dans toute leur étendue : pansement avec l'eau chlorurée. Les jours suivants, l'amélioration est continue, progressive et rapide.

Le 4, on substitue le styrax à l'eau chlorurée ; le blessé se lève et peut marcher un peu avec des béquilles, sans souffrir ; l'extension de la jambe est complète. Le 5, la cicatrisation marche rapidement ; les plaies d'entrée et de sortie sont réduites à une très-petite étendue ; celle du milieu est déjà à moitié cicatrisée ; le soir, le blessé part pour France.

J'ai retrouvé ce sous-officier à Versailles. Il est actuellement bien portant ; marche facilement, bien qu'il y ait encore un peu de roideur dans le tendon du biceps crural ; mais il supporte d'assez longues courses et peut continuer sa carrière militaire.

TROISIÈME OBSERVATION.

Coup de balle sur la face antérieure du tibia ; pourriture d'hôpital guérie par le perchlorure de fer.

M. Roy (Louis-Jean), capitaine au 10ᵉ de ligne, reçut, le 8 septembre, à la prise de Sébastopol, un coup de feu à la partie supérieure de la jambe droite. Après avoir passé quelques jours à l'ambulance, il fut évacué sur Constantinople, et entra à l'hôpital de Dolma-Bagtché le 22, à neuf heures du soir.

Cet officier, âgé d'une quarantaine d'années, avait primitivement une constitution bonne et forte, mais qui est actuellement ruinée par les fatigues et les privations qu'il a supportées, et surtout par les accidents survenus depuis sa blessure. La balle a frappé à trois ou quatre centimètres au-dessous et en dedans de l'épine du tibia, sur la partie supérieure de la face antérieure de cet os. Il n'existe qu'une seule ouverture parfaitement circulaire, d'à peu peu près quinze à vingt millimètres de diamètre, dont le pourtour est un peu tuméfié ; les bords sont grisâtres et noirâtres par places ; la suppuration, très-peu abondante, est claire et tache à peine la charpie ; la continuité du tibia est parfaitement intacte, et le blessé a pu marcher encore longtemps immédiatement après l'accident. Le genou est sensiblement gonflé, non douloureux et peu sensible à la pression ; les mouvements de l'articulation sont assez faciles et peu douloureux, mais paralysés par une vaste collection purulente sous-cutanée occupant toute la fesse droite, complication qui peut avoir été provoquée, comme le pense le blessé, par un décubitus prolongé à l'ambulance sur un lit très-dur, mais qui est bien plutôt le résultat de la profonde altération de la constitution. Pour donner au blessé une position supportable, il faut fléchir fortement la jambe et la cuisse, et placer un oreiller sous le jarret pour que la partie droite du bassin appuie le moins possible sur la fesse. Le moral paraît bon ; mais la figure est pâle, décolorée, le pouls fébrile, la peau chaude, sèche et rude, la soif assez forte, l'appétit presque nul. La balle a pénétré dans le corps de l'os, qui est creusé à une profondeur d'au moins deux centimètres, au fond de laquelle on constate facilement avec un stylet la présence du projectile complétement immobile et fortement enclavé dans la substance du tibia ; mais l'état du blessé me paraît si grave et si compromis que je m'abstiens scrupuleusement de toute tentative d'extraction immédiate ; du reste, la région n'est le siége d'aucune douleur, bien qu'il existe un gonflement périphérique prononcé. Dans la nuit, peu de sommeil, rêvasseries, sueur abondante qui revient périodiquement depuis une huitaine de jours.

Le 23, au matin, une longue incision verticale sur la fesse droite, faite le plus bas possible, donne issue à une grande quantité de pus séreux, floconneux, mal lié, suivie d'un soulagement immédiat : le décubitus devient plus facile, moins douloureux ; mais il faut toujours tenir le jarret ployé. Dans la journée, la fièvre cesse tout à fait. Dans la nuit, sommeil calme et prolongé ; moins de sueur.

Le 24, au matin, mieux très-prononcé. La suppuration est encore abondante et séreuse, mais le volume de la fesse a considérablement diminué ; rien de particulier du côté de la blessure ; appétit et digestion facile ; urine plus abondante ; une selle par suite d'un lavement ; sommeil toute la nuit ; pas de sueur.

Le 25, très-grande amélioration dans l'état général. Suppuration beaucoup moins abondante, plus liée, un peu blanchâtre ; point d'engorgement à la région fessière ; affaissement des bords de l'incision, qui est réduite à moitié de sa longueur primitive ; son fond est rouge et déjà un peu granuleux. Le décubitus dorsal est encore forcé, tou-

jours un peu douloureux, quoique moins péniblement
supporté ; il faut toujours maintenir le jarret fléchi. L'appétit est plus prononcé, la soif peu forte ; mais il existe
une petite toux sèche, saccadée, fatigante, qui imprime au
bassin et à la jambe des secousses pénibles ; il n'existe
aucun point douloureux ; la percussion est sonore et le
bruit respiratoire normal dans toute l'étendue de la poitrine ; le ventre est souple, dépressible, indolore.

Les jours suivants, l'amélioration est progressive. La
toux se calme ; l'appétit augmente ; les digestions sont
faciles ; les selles se régularisent ; le foyer de la fesse se
déterge ; les téguments se recollent ; la suppuration diminue ; la plaie de l'incision tend à se fermer ; le membre
s'allonge insensiblement et peut rester étendu ; le décubitus dorsal est moins absolu, plus facile, mieux supporté ;
le genou n'est pas plus gonflé et très-peu sensible à la
pression ; la plaie de la jambe se déterge un peu, mais le
gonflement périphérique persiste ; il n'y a plus de sueur
dans la nuit ; le sommeil est calme et prolongé.

Le 30, je prescris un grand bain qui paraît agir favorablement, et produit un sentiment de bien-être qui dure
toute la journée ; mais la nuit suivante est moins bonne
que les précédentes.

Le 1ᵉʳ octobre, l'état général est encore bien. Appétit,
pas de fièvre, mais le pourtour de la plaie de la jambe
est assez fortement gonflé et un peu douloureux : onction
mercurielle et cataplasme. Dans la journée, sentiment de
malaise ; peu de sommeil dans la nuit.

Le 2, le blessé se trouve encore assez bien ; mais la
peau est un peu chaude et le pouls légèrement fébrile,
avec pesanteur de tête, soif, bouche amère, peu d'appétit,
ventre chaud, un peu tendu, urine rouge et peu abondante. La plaie de la fesse continue à bien aller ; le gonflement de la jambe est un peu plus fort : onction mercurielle et cataplasme. Dans la soirée, malaise général,
céphalalgie, envies de vomir, bouche amère, pâteuse, soif,
frissons irréguliers, ensuite chaleur et sueur ; douleurs
vives dans la blessure : mauvaise nuit ; pas de sommeil.

Le 3, prostration ; découragement ; figure pâle, crispée ;

peau chaude et sèche ; céphalalgie sus-orbitaire ; bour-
donnements dans les oreilles ; pouls fébrile ; bouche pâteuse ; langue saburrale ; dégoût pour les boissons sucrées ;
inappétence complète ; anxiété épigastrique ; tension des
hypocondres ; un peu de tympanite ; urines rares et
rouges. La suppuration de la fesse est plus abondante
et séreuse ; la plaie de la jambe est fort élargie ; tout
son pourtour est gonflé dans une grande étendue ; les
chairs sont pâles, blafardes ; la suppuration abondante,
grisâtre et séreuse ; le genou est plus tuméfié et sensible
à la pression : potion vomitive qui produit plusieurs évacuations par haut et par bas, suivies d'une détente générale et d'une amélioration marquée. Dans la journée, la
peau reste sèche et le pouls fébrile ; nuit assez calme ;
peu de sommeil.

Le 4, l'état général est mieux. La plaie de la fesse est
dans des conditions satisfaisantes ; mais celle de la jambe,
toujours très-tuméfiée, est complétement envahie par la
pourriture d'hôpital, considérablement agrandie et recouverte d'une couche épaisse de matière pulpeuse, grisâtre,
avec abondante sécrétion de sérosité ; le blessé éprouve
par moments des soubresauts dans toute la longueur du
membre et des douleurs assez fortes qui s'irradient jusqu'au pied ; l'ulcération a peu gagné par en bas, mais
beaucoup par en haut et en dedans, où elle a déjà dénudé
une partie du ligament interne. La crainte d'ouvrir l'articulation ou de faire une cautérisation insuffisante m'em-
pêche d'employer le fer rouge ou les acides concentrés ;
et je n'ose encore recourir au perchlorure de fer, par
crainte du retentissement qu'il peut exercer sur la synoviale : pansement avec l'eau chlorurée, renouvelé trois
fois dans la journée. Dans la nuit, rêvasseries fatigantes
et secousses douloureuses dans la jambe, aussitôt que le
malade s'endort.

Le 5, malaise général ; prostration ; figure pâle ; facies
crispé ; céphalalgie ; tintements d'oreilles ; bouche amère,
pâteuse ; langue rouge, épaisse, avec dégoût pour la limonade et vif désir d'eau fraîche qui lui est accordée ; peau
chaude et sèche ; pouls fébrile ; pas de toux ni d'expecto-

ration. La plaie de la jambe s'est beaucoup agrandie, surtout par en haut et en avant, où elle touche au ligament rotulien ; elle est recouverte d'une couche épaisse de matière pulpeuse avec abondante sécrétion de sérosité qui mouille tout l'appareil; le gonflement du genou est encore sensiblement augmenté. La fesse, complétement désenflée, est peu douloureuse, et la plaie, réduite à de petites dimensions, suppure médiocrement ; mais les chairs sont pâles, blafardes et font craindre la pourriture d'hôpital : pansement de la jambe avec le vin aromatique additionné d'alcool camphré ; un gramme de calomel qui produit deux selles sans amélioration marquée.

Le 6, persistance de l'appareil fébrile et de la céphalalgie; anorexie complète; bouche pâteuse ; langue rouge et épaisse ; persistance du dégoût pour les boissons sucrées ; ventre météorisé ; pas de toux, respiration facile. La plaie de la jambe, stationnaire à sa partie inférieure, s'est encore agrandie par en haut, où elle touche presque à la rotule, et a dénudé la moitié interne du ligament rotulien et une large partie du ligament interne; celle de la fesse est toujours dans le même état, sans trace de pourriture. Malgré le voisinage de l'articulation, malgré l'effet fâcheux qui peut en résulter pour l'articulation, comme l'ulcération fait des progrès trop rapides pour temporiser davantage, pour compter sur l'efficacité des demi-moyens et sur les ressources d'un organisme détérioré et impuissant; comme l'emploi du cautère actuel est encore bien moins possible et bien moins sûr qu'au début, j'applique sur toute l'étendue de la surface traumatique du perchlorure de fer étendu de moitié eau. La douleur est très-vive pendant trois quarts d'heure, diminue ensuite, et est presque nulle trois heures après. A deux heures, huit décigrammes de sulfate de quinine en deux fois. Toute la soirée, calme, bien-être. Dans la nuit, sommeil prolongé, pas de sueur.

Le 7, au matin, amélioration remarquable dans l'état général. Bien que la bouche soit encore un peu pâteuse, le blessé accuse de l'appétit et demande des aliments. Toute l'étendue de la plaie est couverte d'une croûte épaisse, solide, d'un jaune rougeâtre, marbrée de lignes noirâtres, dont les bords soulevés en plusieurs points laissent s'écouler un liquide noir qui tache l'appareil et les téguments du voisinage ; diminution très-grande du gonflement périphérique : pansement avec la charpie sèche ; boissons vineuses; sulfate de quinine dans l'après-midi; bien toute la journée ; nuit calme.

Le 8, continuation du mieux. Ecoulement abondant de liquide noir par les bords de la plaie; appétit prononcé; alimentation légère ; boissons vineuses ; sulfate de quinine; cataplasme pour faire tomber la croûte.

Le 9, la croûte s'enlève facilement. Le fond de la plaie est déjà sensiblement rouge ; le gonflement périphérique presque nul ; la distension de la synoviale à peine sensible; les bords de la plaie sont très-affaissés, moins durs; l'ulcération est arrêtée partout; plus de matières pulpeuses; pas de douleurs dans la jambe. La surface traumatique paraît beaucoup moins grande; elle s'est peu étendue par en bas; mais en haut, elle touche au côté interne de la rotule ; la moitié interne du ligament rotulien, et une grande partie du ligament interne, sont complétement dénudés; la plaie de la fesse va bien et tend à se fermer. L'état général est satisfaisant; mais le ventre est encore tendu, sensible à la pression; il y a par moments des coliques assez fortes, suivies de selles liquides peu fréquentes : pansement avec l'eau chlorurée; eau de riz qui est prise avec plaisir; alimentation très-légère, quarts de lavements émollients; potion opiacée pour la nuit.

Le 10, le ventre est mieux; mais l'état général est peut-être moins satisfaisant; l'état de la plaie n'a pas changé ; la suppuration est séreuse, assez abondante ; les chairs sont pâles et fongueuses : pansement avec l'eau chlorurée. Le soir, frissons, suivis de chaleur; un peu de sueur dans la nuit.

Le 11, malaise général; céphalalgie; peau chaude et sèche; pouls fébrile ; bouche pâteuse ; peu de soif ; moins d'appétit; ventre plus tendu, plus douloureux; selles plus liquides, avec coliques assez fortes; pas de matière pulpeuse sur la plaie, mais coloration grisâtre du fond, qui était encore rouge la veille : pansement avec le perchlorure de fer pur qui cause des douleurs vives de courte durée, complétement calmées trois heures après, et suivies d'engourdissement de tout le membre ; six décigrammes de sulfate de quinine à deux heures ; bien toute la journée ; nuit plus calme ; sommeil sans sueur.

Le 12, état général très-satisfaisant, malgré quelques selles liquides et le développement du ventre, qui est un peu météorisé ; la plaie est couverte, dans toute son étendue, d'une croûte sèche, dure, jaunâtre, moins épaisse que la première, avec écoulement abondant de liquide noir ; disparition à peu près complète de l'engorgement périphérique ; pas de douleur dans le genou ni dans le membre ; la plaie de la fesse suppure toujours un peu ; mais elle est rouge, vermeille, granuleuse, peu douloureuse, et ne gêne presque plus le décubitus : cataplasme sur le genou, pour hâter la chute de la croûte ; un gramme de sulfate de quinine opiacé ; bien toute la journée ; sommeil calme et prolongé dans la nuit.

Le 13, état général très-bon, malgré la persistance de quelques selles liquides avec coliques moins fortes ; appétit prononcé ; la croûte enlevée et les matières moins délayées, la plaie apparaît d'un beau rouge vermeil ; ses bords sont complétement affaissés sans décollement : pansement avec l'eau chlorurée ; sept décigrammes de sulfate de quinine opiacé.

Le 14, continuation du mieux ; appétit très-prononcé que le blessé satisfait beaucoup trop vite et trop largement : aussi, dans la soirée et pendant la nuit, il éprouve de fortes coliques suivies de selles répétées ; pas de sommeil.

Le 15, abattement, prostration, découragement, coliques vives, ventre tendu, douloureux à la pression, surtout le long de la fosse iliaque gauche ; urines rares, sédimenteuses, pouls fréquent, filiforme ; peau sèche et rugueuse : la plaie, qui se maintient en bon état, est pansée avec un mélange de vin aromatique et d'alcool camphré ; quatre ventouses sèches sur le ventre : ensuite cataplasme et potion antispasmodique ; amélioration dans la journée, malgré un peu de diarrhée; nuit assez bonne; un peu de sommeil; pas de selles.

Le 16, le calme est rétabli; le ventre est affaissé, peu douloureux à la pression; les urines sont plus abondantes et plus claires; la plaie se déterge et continue à bourgeonner : alimentation légère, vin de Roussillon; dans la journée et la nuit, retour de quelques selles liquides avec légères coliques.

Le 17, mieux très-prononcé, malgré la persistance de quelques selles liquides; peut-être même à cause de cette espèce de crise intestinale, l'amélioration des plaies est continue et progressive; celle de la fesse ne suppure plus; elle est presque cicatrisée; celle du genou est complétement détergée; elle est couverte, dans toute son étendue, de bourgeons charnus de bonne nature, qui fournissent une suppuration d'un blanc jaunâtre, consistante, médiocrement abondante, très-irrégulièrement circulaire; elle présente une surface d'au moins cinq à six centimètres carrés; la moitié interne du ligament rotulien est complétement dénudée; le gonflement de la jambe et du pied, qui avait précédé et accompagné les accidents de pourriture, est presque complétement dissipé; le genou, peu sensible au toucher et à peu près revenu à son volume normal; alimentation légère et peu abondante, malgré l'appétit qui est fort exigeant : dix grammes de bismuth.

Les jours suivants les coliques cessent, les selles se régularisent; on cesse le bismuth le 22; on augmente les aliments; la plaie se maintient en bon état et se cicatrise régulièrement de la circonférence au centre.

Du 23 au 28, les coliques et un peu de diarrhée reparaissent encore à plusieurs reprises, surtout dans la soirée et dans la nuit, mais sans aucune réaction défavorable sur la plaie dont la cicatrisation est rapide et progressive. L'eau de Seltz, la diète le soir et l'opium la nuit rétablissent complétement les fonctions digestives.

Le 29, l'appétit est très-prononcé, et le malade, qui a recouvré sa gaieté habituelle, se contente difficilement de la demi-portion d'aliments avec vin de Roussillon et eau de Seltz. La présence du projectile paraît inoffensive et complétement ignorée du blessé, qui n'y pense heureusement pas, car ce serait pour lui une cause d'inquiétude d'autant plus fâcheuse que toute tentative d'extraction serait peut-être encore plus compromettante que lors de son entrée à l'hôpital.

Le 1ᵉʳ novembre, les coliques reparaissent sourdes, obtuses, profondes, avec selles liquides plus fréquentes la nuit que le jour ; mais l'appétit se conserve, les digestions sont faciles, la cicatrisation de la plaie continue et marche régulièrement. Bien que le malade soit peu partisan du régime, il en sent trop les avantages, il a trop envie de guérir, pour ne pas consentir à une réduction d'aliments. Ce dérangement dure jusqu'au 8, et cède au bismuth et aux quarts de lavements amylacés opiacés pris le soir.

Jusqu'au 25, l'amélioration est progressive et continue ; toutes les fonctions se régularisent ; la nutrition est active ; la constitution se refait, les forces se raniment, mais la cicatrisation marche plus lentement. La plaie, toujours recouverte de granulations rougeâtres, qu'il faut toucher de temps en temps avec le nitrate d'argent, est tout au plus de la largeur d'une pièce de cinq francs ; le ligament rotulien est recouvert par la cicatrice ; le genou est tout à fait désenflé ; les mouvements de flexion sont possibles dans une assez grande étendue, peu douloureux ; mais je recommande la continuation de l'extension complète, l'immobilité de l'articulation et du membre jusqu'à cicatrisation entière et solide. M. Roy part pour la France.

Depuis, mais longtemps après sa rentrée en France, on a retiré le projectile par une opération peu méthodique, mais qui n'a été suivie d'aucun accident. Après l'élimination des parties nécrosées, la plaie s'est complétement fermée ; le membre a recouvré toute sa force, toute sa liberté d'action : le capitaine Roy est encore au service.

QUATRIÈME OBSERVATION.

Coup de boulet à la jambe droite sans fracture ; pourriture d'hôpital arrêtée par le perchlorure de fer.

M. Reynal (Léon), lieutenant au 85ᵉ de ligne, âgé d'une

trentaine d'années, d'une bonne constitution, d'un tempérament sanguin nerveux, reçut, le 8 septembre 1855, à la prise de Sébastopol, un coup de boulet à la jambe droite. Après avoir passé quelques jours à l'ambulance, il fut évacué sur Constantinople, où il entra à l'hôpital de Dolma-Bagtché le 22 à 9 heures du soir.

Le 23, à la visite du matin, je constate l'état suivant : à la partie moyenne de la face externe de la jambe droite existe une large et longue plaie elliptique, dont le grand diamètre est transversal, et d'à peu près huit à dix centimètres, produite par un coup de boulet qui semble avoir contourné le membre , en enlevant la peau et la couche la plus superficielle des muscles péroniers sans dénuder le péroné, qui est intact. La plaie est large, nette, et paraît profonde par suite de la tuméfaction notable des bords qui sont taillés à pic et non décollés ; elle est pâle et grisâtre dans toute son étendue, couverte d'une multitude de très-petites granulations de même couleur ; elle ne fournit qu'un peu de sérosité purulente trouble et très-odorante ; elle est sensible au toucher, douloureuse, sans engorgement périphérique ; toute la jambe est endolorie et maintenue forcément un peu fléchie ; le facies exprime la tristesse et l'abattement ; la figure est pâle et contractée ; la tête lourde, pesante ; peu de sommeil ; la peau est sèche, rude, un peu chaude ; le pouls est fréquent et concentré ; les fonctions respiratoires paraissent tout à fait intactes, les fonctions digestives sont lentes, pénibles ; les selles difficiles et irrégulières ; les urines peu abondantes, mais claires ; le blessé mange un peu et sans appétit.

Jusqu'à la fin du mois la plaie reste dans un état d'inertie complet, malgré l'emploi de topiques excitants et de deux purgatifs qui ont produit peu d'effet ; l'état général s'est sensiblement aggravé ; les digestions sont plus pénibles ; les selles plus difficiles ; les nuits plus mauvaises ; le facies toujours pâle et crispé.

Le 1er octobre, cautérisation très-superficielle de la plaie avec l'acide azotique, qui produit d'assez vives douleurs sans déterminer de modification bien sensible.

Le 4, nouvelle cautérisation avec l'acide sulfurique, qui

est plus douloureuse et suivie d'une modification locale avantageuse, mais de courte durée ; aucune amélioration dans les symptômes généraux.

Le 8, au matin, malaise général très-prononcé ; céphalalgie susorbitaire, regard hébété, figure pâle, chaleur à la peau âcre et brûlante ; pouls fébrile, inappétence complète ; soif vive ; bouche amère, pâteuse ; anxiété épigastrique , tension des hypocondres ; ventre chaud , un peu rétracté ; constipation opiniâtre ; urines rares, rouges et brûlantes ; douleurs vives dans la plaie et dans toute la longueur de la région externe de la jambe ; gonflement de la gaîne des péroniers ; engorgement œdémateux de tout le tour de la plaie, qui est sèche et grisâtre : diète, eau de sedlitz, cataplasme sur la jambe ; le purgatif produit plusieurs selles suivies d'une grande amélioration dans l'état général ; la nuit est meilleure ; le sommeil plus calme et plus long.

Le 9, l'amélioration dans l'état général continue, mais le gonflement de la jambe est plus fort et plus douloureux ; l'appétit est peu prononcé ; la soif est assez forte quoique le malade soit difficile sur le choix de la tisane : cinq décigrammes de calomel ; onction mercurielle et cataplasme sur la jambe, deux topiques qui m'avaient déjà plusieurs fois réussi.

Le 10, même état. Calomel, pommade mercurielle et cataplasme.

Les jours suivants, le mieux dans l'état général se soutient, mais l'état local semble empirer ; l'engorgement périphérique augmente ; la suppuration se forme lentement dans la gaîne des péroniers qui est tendue, luisante, douloureuse, et laisse sentir une fluctuation obscure, cotonneuse et diffuse, avec douleurs vagues, obtuses, parfois lancinantes : onctions mercurielles et cataplasmes.

Le 15, une incision verticale sur la gaîne des péroniers, à cinq ou six centimètres au-dessous du bord inférieur de la plaie, donne issue à une suppuration peu abondante , épaisse, glutineuse, filante, grisâtre, avec quelques morceaux de matière caséeuse, comme tuberculeuse ; il n'en résulte aucun soulagement, aucune diminution des douleurs : pansement avec le vin aromatique additionné d'alcool camphré.

Le 16, la suppuration de la plaie et de l'incision est peu abondante, toujours épaisse, glutineuse et grisâtre; les bords de l'incision et le bord inférieur de la plaie sont pâteux, tuméfiés, comme renversés, mais pas encore ulcérés ni décollés; l'engorgement périphérique n'est pas plus fort; les tendons péroniers sont boursouflés, grisâtres, dépolis, et commencent à faire hernie : même pansement.

Les jours suivants, le blessé devient impatient, irascible; il se décourage et s'affecte beaucoup de son état, qui, du reste, est loin d'être bon et rassurant; le sommeil est plus difficile, avec rêvasseries fatigantes; l'appétit diminue; les selles, plus rares et plus difficiles, nécessitent de nouveau l'administration du calomel et un verre d'eau de sedlitz chaque matin : même pansement; plus, des frictions mercurielles sur les parties engorgées.

Le 21, état de surexcitation fébrile; mauvais aspect des plaies, qui, cependant, ne présentent encore aucune trace d'ulcération. Dans la soirée, frissons intenses, prolongés, tremblement de tout le corps, céphalalgie fort intense; nausées, vomituritions; douleurs vives et brûlantes dans les plaies; sueur dans la nuit; pas de sommeil.

Le 22 au matin, malaise général, tristesse, découragement, céphalalgie; peau sèche et brûlante; pouls fébrile, concentré et précipité; inappétence complète; langue rouge; bouche pâteuse; peu de soif; la plaie de l'incision est grisâtre et très-étendue en longueur et en largeur, avec induration et ulcération des bords qui sont un peu décollés; la plaie supérieure est couverte d'une couche mince de matière grise, pultacée, très-adhérente; son bord inférieur est largement ulcéré, tuméfié et décollé; son bord supérieur est peu gonflé et ne présente aucun point d'ulcération; le pont cutané qui sépare les deux plaies est à moitié détruit; les tendons péroniers paraissent encore plus gonflés et complétement dénudés; le gonflement périphérique a considérablement augmenté; le blessé accuse des douleurs vives, continues et brûlantes; l'existence de la pourriture n'est plus douteuse; elle a fait beaucoup de progrès depuis vingt-quatre heures, et nécessiterait une médication active que l'ouverture de la gaîne des tendons et leur dénudation dans une longue étendue rendent difficile, dangereuse et presque impossible par la cautérisation avec le fer rouge ou les acides : pilules de calomel et de rhubarbe; pansement avec le chlorure de soude fréquemment renouvelé dans la journée et dans la nuit ; la journée est plus calme ; la nuit assez tranquille, mais sans sommeil.

Le 23, pas d'amélioration sensible dans l'état général ; même tristesse, même découragement; douleurs brûlantes et continues dans les plaies, qui sont presque réunies ; même pansement : eau de sedlitz qui produit plusieurs selles; nuit plus calme ; un peu de sommeil.

Le 24, l'état général n'a pas empiré, mais les plaies sont réunies et n'en forment plus qu'une très-irrégulière, d'au moins quinze centimètres de haut en bas, avec engorgement périphérique pâteux, très-étendu. La plaie supérieure ne s'est pas étendue par en haut, et très-peu aux extrémités de son grand diamètre; l'inférieure, qui s'est étendue le long de la gaîne des péroniers, se termine en pointe ; les tendons péroniers, mis à nu dans une grande étendue, sont recouverts d'une couche pultacée masquant leur aspect nacré, et qui paraît se prolonger beaucoup plus bas que la division des téguments ; la face dorsale du pied est le siége d'un fort gonflement œdémateux qui remonte en dehors jusqu'au-dessus de la malléole, et se confond avec celui de la plaie; toute la surface traumatique, mais surtout sa partie inférieure, est fongueuse, boursoufflée, couverte de matières pultacées, grisâtres, très-adhérentes, avec suintement séreux, abondant; douleurs vives, lancinantes, continues, s'irradiant jusqu'aux orteils, et produisant souvent des secousses très-pénibles et fatigantes : alimentation légère qui ne peut passer ; boissons vineuses ; pansement avec le chlorure de soude pur ; agitation toute la journée ; frissons le soir; sueur dans la nuit; pas de sommeil.

Le 25, état général peu satisfaisant, anxiété très-vive ; abattement; prostration ; céphalalgie ; perte complète d'appétit; langue rouge et sèche ; soif assez forte; peau chaude, sèche et aride ; pouls fréquent, roide et dur ; ventre chaud, rétracté ; coliques sourdes ; constipation ; urines rares et difficiles ; le gonflement périphérique paraît plus fort; les douleurs sont peut-être moins vives; mais la plaie, toujours fongueuse et couverte de matières pultacées grisâtres avec abondante exhalation séreuse, paraît encore agrandie par en bas, le long de la gaîne des péroniers. Malgré les craintes que m'inspire la large ouverture de la gaîne tendineuse, et l'effet inconnu qui pourra en résulter, comme la temporisation n'est plus possible, je recouvre toute l'étendue de la plaie de plumasseaux imbibés de perchlorure de fer pur, qui produisent des douleurs excessivement vives pendant trois quarts d'heure, avec plaintes continues et larmes abondantes; elles diminuent ensuite, deviennent supportables deux heures après, et cessent complétement au bout de cinq heures; bien-être complet qui dure toute la journée; nuit calme, mais peu de sommeil malgré une pilule d'opium.

Le 26, toute l'étendue de la plaie est couverte d'une croûte épaisse, d'un gris jaunâtre, marbrée de quelques plaques et stries noirâtres, surtout au centre. Tout autour, les téguments sont couverts d'un liquide noir, bleuâtre, qui s'écoule de dessous la croûte entre les bords soulevés en plusieurs points et les lèvres de la plaie; le gonflement périphérique est beaucoup moins fort; le pied beaucoup moins engorgé; les douleurs sont nulles; il n'existe qu'un sentiment d'engourdissement dans la jambe et dans le pied : application de charpie sèche par-dessus celle qui adhère encore à la croûte; peu d'appétit; persistance de la constipation et de l'embarras du ventre; la vement laxatif; une pilule d'opium le soir.

Le 27, la nuit a été meilleure que les précédentes; état général plus satisfaisant; même état de la plaie et du ventre.

Le 28, le blessé est infiniment mieux; l'appétit très-prononcé; l'engorgement du pied et de la jambe a encore diminué; cataplasme pour hâter la chute de la croûte, qui adhère encore en plusieurs points.

Le 29, l'état général est très-notablement amélioré; les fonctions digestives se rétablissent progressivement; la tête est complétement libre; la figure épanouie exprime la confiance et la satisfaction; chute de la croûte; modification complète de la plaie qui est déjà un peu rouge; les bords sont affaissés, l'ulcération arrêtée : pansement avec le chlorure de chaux ; pilules d'opium, dont le blessé ne croit pas pouvoir se passer.

Le 30, la nuit a été meilleure ; l'appétit est plus prononcé ; les selles se régularisent ; le gonflement du pied est réduit à un léger œdème de la partie externe de la face dorsale ; la plaie est à peu près dans le même état, pas plus animée ; la suppuration, peu abondante, est encore séreuse et grisâtre : alimentation légère ; pansement avec l'eau chlorurée.

Le 31, l'amélioration de l'état général semble se soutenir ; mais il existe un peu d'inquiétude et un sentiment de malaise évident. La plaie a pâli depuis la veille ; les bords sont engorgés, tuméfiés, sans décollement ni ulcération : l'engorgement périphérique a augmenté ; de nouveaux accidents sont imminents : seconde application de perchlorure, qui produit des douleurs peut-être plus vives que la première fois, mais qui durent moins longtemps. Toute l'après-midi, calme complet ; nuit très-bonne.

Le 1er novembre, la plaie est recouverte d'une croûte jaune-noirâtre, moins épaisse que la première, avec écoulement abondant de liquide noir ; l'engorgement périphérique est presque nul ; état général complétement bon : cataplasme sur la croûte pour hâter sa chute.

Le 2, la plaie est rose et vermeille ; on aperçoit déjà des bourgeons charnus ; les tendons péroniers sont complétement dégonflés et revenus à leur état normal ; ils reparaissent recouverts d'une membrane granuleuse qui masque complétement leur aspect nacré ; les bords de la plaie sont minces, affaissés ; l'engorgement périphérique a presque complétement disparu ; il ne reste qu'un gonflement assez sensible le long de la gaîne des péroniers, s'étendant jusque sur la face dorsale du pied : pansement avec le vin aromatique et l'eau-de-vie camphrée.

Les jours suivants, amélioration persistante et progressive dans l'état local et général : pansement avec le styrax ; commencement de cicatrisation.

Le 5, la plaie est un peu plus pâle que la veille ; la suppuration moins abondante et plus séreuse ; récidive d'un gonflement périphérique léger ; mais l'amélioration de l'état général persiste : troisième application de perchlorure étendu de moitié eau, qui détermine une douleur encore assez forte, mais de courte durée.

Le lendemain, on trouve une abondante quantité de liquide noir, épais, et une croûte jaunâtre mince, qui s'enlève facilement avec la charpie qui lui est adhérente ; l'engorgement a disparu ; la plaie est rose, vermeille, couverte de bourgeons charnus dans toute son étendue ; il reste encore un gonflement sensible le long de la gaîne des péroniers : pansement avec l'eau chlorurée.

Le 8, l'état général est aussi bon que possible ; les fonctions digestives sont complétement rétablies ; les selles sont encore un peu difficiles, mais spontanées ; le blessé mange la demie complète, matin et soir ; les nuits sont bonnes ; la jambe est presque étendue ; il n'y a plus aucune douleur : les tendons continuent à se recouvrir : pansement avec le styrax, et frictions mercurielles pour combattre l'engorgement qui persiste le long de la gaîne des péroniers.

Les jours suivants, la plaie fournit une suppuration de bonne nature, et se rétrécit d'une manière sensible ; l'engorgement du pied et de la jambe disparaît complétement ; les douleurs sont nulles ; l'appétit excellent ; les digestions faciles et les selles spontanées ; les nuits calmes et le sommeil prolongé.

Le 13, dans la soirée, il y a deux selles liquides avec coliques et peu de sommeil dans la nuit. Le 14 au matin, il y a encore une selle avec coliques assez fortes, mais sans réaction fâcheuse sur le travail de la cicatrisation : moins d'aliments, et deux pilules de Second suffisent pour faire disparaître ce mouvement diarrhéique.

Les jours suivants, le mieux continue, et la plaie marche vers une cicatrisation rapide.

Le 17, retour d'un peu de diarrhée, qui persiste le 18 et le 19, nécessite encore une diminution d'aliments, et cède aux lavements amylacés opiacés.

Le 20 et le 21, le calme est complétement rétabli, l'état général excellent.

Le 22, M. Raynal part pour France : la plaie réduite des trois quarts est rose, vermeille, granuleuse, couverte de bourgeons charnus de bonne nature ; la suppuration, peu abondante, est épaisse et blanchâtre : on applique des bandelettes fenétrées pour rendre les pansements plus faciles sur le bateau ; il n'existe plus de douleurs ni d'engorgement ; les tendons sont complétement recouverts : les mouvements du pied et de la jambe sont possibles, mais roides et limités, par suite du repos prolongé et de l'étendue de la cicatrice. Par un excès de précaution, que je n'ai pas cherché à combattre, le blessé ne s'est pas encore levé, et je lui recommande de rester couché pendant toute la traversée.

Cet officier est actuellement bien rétabli et continue son service.

CINQUIÈME OBSERVATION.

Fracture comminutive de la rotule gauche par coup de balle ; pourriture d'hôpital enrayée et guérie par le perchlorure de fer.

Le nommé Mathieu (Pierre), grenadier au 1er régiment de la garde impériale, d'une forte et bonne constitution, n'ayant pas été malade depuis son arrivée en Crimée, reçut, le 8 septembre 1855, un coup de balle sur le milieu de la rotule gauche, sans lésion grave de l'articulation. Ce blessé fut conservé à l'ambulance jusqu'au 5 octobre ; ensuite évacué sur Constantinople, où il entra à l'hôpital de Dolma-Bagtché, le 8.

A son arrivée, l'articulation du genou est un peu tuméfiée, peu douloureuse ; les mouvements de flexion et d'extension sont possibles dans une assez grande étendue, mais la marche et la station verticale sont complétement impossibles. Il existe sur la face antérieure de la rotule une ouverture ronde, parfaitement nette et circonscrite, dont les bords sont durs et un peu tuméfiés ; il n'existe aucun engorgement périphérique ; le pantalon n'a pas été traversé, et la balle est ressortie immédiatement ; la plaie est restée stationnaire depuis la blessure, a très-peu suppuré, et ne fournit actuellement qu'une très-petite quantité de sérosité purulente ; le fond et le pourtour sont grisâtres, non complétement détergés ; le travail de réparation est nul ; je constate avec le doigt une fracture comminutive de la rotule,

et j'extrais sept ou huit petites esquilles ; la peau est sèche, rugueuse ; le teint un peu pâle, mais les fonctions
générales paraissent à l'état normal ; l'appétit est bon, les
digestions faciles ; le blessé n'accuse aucune douleur : repos complet ; extension permanente ; pansement avec le
styrax ; demie d'aliments et portion de vin.

Le 14, pas de changement appréciable dans l'état de la
plaie, qui reste grisâtre et suppure peu ; le teint est plus
pâle ; l'appétit moins bon ; les selles plus difficiles ; le
sommeil moins calme.

Le 15 au matin, peau chaude et sèche ; pouls fébrile ;
céphalalgie susorbitaire très-forte ; étourdissement, bour-
donnements d'oreilles ; figure pâle, contractée ; langue
jaunâtre, épaisse ; bouche amère, pâteuse, envies de vomir ;
inappétence complète ; soif assez forte ; désir d'eau fraîche ;
ventre chaud et rétracté ; pas de selles depuis deux jours ;
urines très-rouges ; le genou est plus distendu, plus sensible à la pression ; les mouvements moins faciles et plus
douloureux ; les bords de la plaie sont tuméfiés, grisâtres,
un peu décollés et déjà ulcérés en plusieurs points ; il
existe un engorgement périphérique assez étendu ; la plaie,
encore peu douloureuse, paraît plus large et plus profonde ;
la suppuration est plus claire et beaucoup plus abondante ;
la jambe, quoique engourdie, est le siége de quelques élancements pénibles : potion vomitive le matin ; un gramme
de calomel à midi ; pansement avec l'eau chlorurée. Le
soir, état général beaucoup mieux ; nuit plus calme, sans
sommeil ; un peu de sueur.

Le 16 au matin, la peau est toujours chaude et le pouls
fébrile ; la céphalalgie est moins forte, mais non complète-
ment dissipée ; il y a eu plusieurs vomissements et plusieurs
selles qui ont débarrassé le ventre et l'estomac ; mais il y
a toujours inappétence et malaise général ; les bords de la
plaie sont toujours très-tuméfiés et fongueux ; l'ulcération
n'est pas encore généralisée et marche lentement ; l'engorgement périphérique a augmenté ; l'écoulement de la plaie
est toujours séreux et abondant ; les douleurs plus fortes ;
le genou plus gros : un gramme de calomel ; pansement
avec chlorure de soude.

Le 17, un peu d'amélioration dans l'état général. La plaie, toujours fongueuse et grisâtre, paraît plus large, plutôt par suite de l'engorgement que comme conséquence de l'ulcération, mais ses bords sont déjà décollés dans une assez grande étendue : pansement avec le perchlorure de fer étendu de moitié eau, suivi de douleurs vives que le blessé supporte avec beaucoup de résignation ; une demi-heure après, elles commencent à diminuer et cessent complétement quatre heures après l'application ; ensuite calme et tranquillité toute la journée ; sommeil prolongé dans la nuit.

Le 18, il y a un peu d'affaissement ; mais la céphalalgie est dissipée ; la figure un peu colorée, plus animée ; la peau toujours rude et sèche ; pas de fièvre ; le blessé accuse de l'appétit et demande des aliments. La plaie est couverte d'une croûte dure, sèche, sonore, parsemée de stries jaunâtres, très-adhérente à son pourtour ; diminution très-grande de l'engorgement périphérique et de la tuméfaction articulaire ; pas de douleurs dans la plaie ni dans la jambe ; charpie sèche par-dessus la croûte ; bien toute la journée; nuit très-calme.

Le 19, modification complète de l'état général ; le blessé a retrouvé sa gaieté et son appétit, qui est fort exigeant. La croûte, soulevée en plusieurs points, laisse s'écouler une grande quantité de liquide noir qui tache le pourtour de la plaie et les pièces d'appareil ; disparition presque complète de l'engorgement périphérique ; gonflement du genou à peu près au même point que la veille : cataplasme sur le genou pour faire tomber la croûte.

Le 20, le mieux se soutient ; la croûte est détachée ; les bords de la plaie sont affaissés, sans trace d'ulcération ; ils ne sont plus décollés ; la surface traumatique est relativement agrandie et avantageusement modifiée, mais sans granulations rouges ; il ne reste de l'engorgement périphérique qu'un peu d'œdème ; la capsule articulaire est toujours un peu distendue ; les douleurs sont nulles ; l'appétit bon ; les digestions et les selles faciles ; le sommeil calme et réparateur : pansement avec l'eau chlorurée, ensuite avec le styrax.

Les jours suivants, l'état général reste dans les conditions les plus satisfaisantes, bien que les bords de la plaie soient complétement affaissés ; l'engorgement périphérique nul, les symptômes de pourriture entièrement dissipés, la suppuration reste séreuse, médiocrement abondante ; la surface traumatique conserve une teinte grisâtre ; son fond s'élève insensiblement et finit par former un énorme champignon qui fait hernie à travers les bords de la plaie,, et qui, le 7 novembre, s'élève de quinze à vingt millimètres au-dessus des téguments.

Le 8 novembre, ablation de cette tumeur fongueuse qui entraîne de nombreuses parcelles osseuses cariées et nécrosées, et permet de constater la destruction à peu près complète des deux tiers externes de la rotule, dont les restes sont enchevêtrés dans les fongosités du fond de la plaie : immédiatement, cautérisation avec le fer rouge appliqué avec toutes les précautions et toute la prudence que commande le voisinage de l'articulation. Toute la journée et toute la nuit, compresses d'eau froide sur le genou.

Le 9, aucune réaction locale ni générale ; l'escarre est peu épaisse, assez solide : cataplasme froid.

Le 10, aucun retentissement n'ayant eu lieu dans l'articulation, on applique des cataplasmes tièdes pour activer la chute de l'escarre.

Les jours suivants, la suppuration s'établit, devient de bonne nature, entraîne à plusieurs reprises des parcelles osseuses ; la fongosité ne se reproduit pas ; le fond se comble et la plaie se rétrécit ; la capsule séreuse est toujours un peu distendue.

Le 28, malaise général, un peu de céphalalgie ; figure pâle, légère teinte subictérique des conjonctives ; peu de sommeil et rêvasseries depuis plusieurs jours ; diminution de l'appétit ; langue rouge, épaisse ; bouche pâteuse ; digestions difficiles ; constipation ; ventre souple, non douloureux ; pouls fébrile ; la plaie est fongueuse, grisâtre ; la suppuration séreuse, plus abondante ; ses bords sont tuméfiés ; l'engorgement périphérique a reparu ; le genou est plus gonflé, un peu sensible au toucher ; douleurs vagues dans le membre ; quelques élancements pendant le sommeil : pansement avec le chlorure de soude ; lavement laxatif qui produit deux selles.

Le 29, peut-être un peu de mieux, mais en somme état général mauvais. Le soir, frissons vagues, irréguliers; sueur dans la nuit, qui est assez calme, mais sans sommeil.

Le 30, abattement ; prostration ; figure crispée ; céphalalgie susorbitaire ; langue toujours rouge et épaisse ; envies de vomir ; peau chaude et un peu humide ; pouls fébrile, peu développé ; l'engorgement périphérique a beaucoup augmenté ; les bords de la plaie sont tuméfiés, grisâtres, ulcérés ; celle-ci est très-élargie, et couverte d'une couche assez épaisse de matière pulpeuse, très-adhérente, avec douleur vive et brûlante ; en portant le doigt au fond de la plaie, on sent un grand nombre de parcelles osseuses et une fluctuation très-prononcée produite par l'épanchement articulaire, qui a beaucoup augmenté : pansement avec l'eau chlorurée ; potion vomitive le matin ; à midi, cinq décigrammes de calomel ; le soir, un gramme de sulfate de quinine opiacé ; dans la nuit, encore quelques frissons suivis d'un peu de moiteur ; douleurs vives et brûlantes dans la plaie.

Le 1er décembre, amélioration notable dans l'état général ; mais l'état local paraît encore aggravé ; l'engorgement périphérique est plus fort ; l'articulation plus gonflée ; la plaie est agrandie, ses bords plus tuméfiés et un peu décollés ; la couche pulpeuse est plus épaisse ; il y a un écoulement séreux abondant ; les douleurs sont toujours fortes et brûlantes : application du perchlorure pur, suivie de douleurs très-vives pendant une demi-heure, qui diminuent ensuite, et ne cessent complétement que cinq heures après l'application ; bien le restant de la journée ; sommeil dans la nuit.

Le 2, croûte dure, sèche, jaunâtre, encore adhérente dans tout son pourtour, sans écoulement de liquide noir ; diminution considérable de l'engorgement périphérique et articulaire ; douleur locale nulle ; état général beaucoup mieux, mais peu d'appétit ; la tête est encore lourde, pesante ; la figure reste pâle, la teinte subictérique des conjonctives persiste; le ventre est souple, indolent : cataplasme sur le genou.

Le 3, mieux prononcé dans l'état général; apyrexie complète; un peu d'appétit; écoulement abondant de liquide noir qui recouvre tout le pourtour de la plaie; chute de la croûte; engorgement périphérique presque nul; genou moins tendu; bords de la plaie affaissés, complétement dégorgés, rougeâtres, ainsi que le fond qui est déprimé et sans fongosités; la surface traumatique a au moins doublé de volume et occupe à peu près toute la surface de la rotule; mais elle s'est plus étendue en dehors qu'en dedans : alimentation légère; vin de Roussillon; pansement avec le vin aromatique et l'alcool camphré.

Le 4, continuation du mieux. Le 5, malgré l'amélioration soutenue de l'état général, la plaie semble stationnaire, reste un peu pâle, et la suppuration un peu séreuse : seconde application de perchlorure de fer étendu de moitié eau; douleur peu forte, supportable, qui cesse complétement deux heures après.

Le 6, croûte sèche, peu épaisse, détachée, qui s'enlève avec la charpie; la plaie est plus animée; il y a déjà des bourgeons rouges et vermeils, les bords sont minces et recollés; l'engorgement périphérique est complétement dissipé; la tuméfaction du genou a encore diminué : même pansement que la veille.

Le 7, l'état général est aussi satisfaisant que possible; la plaie, qui paraît moins grande, est rose et vermeille dans toute son étendue; la suppuration prend de la consistance; les douleurs sont nulles.

Les jours suivants, les fonctions générales se régularisent; les selles deviennent faciles et spontanées; la peau moins sèche et moins rude; la teinte subictérique des conjonctives disparaît insensiblement; le teint s'éclaircit et se colore; les nuits sont calmes; le sommeil est bon et prolongé; la plaie se couvre de bourgeons charnus rouges et animés; la suppuration est peu abondante et de bonne nature.

Le 12, comme il est urgent, pour prévenir une seconde récidive, que le blessé puisse se promener au grand air, j'applique un bandage gommé qui immobilise l'articulation ; la plaie laissée à découvert est pansée avec le styrax.

Jusqu'à la fin du mois, le blessé se promène chaque jour dans le jardin avec des béquilles ; la plaie se rétrécit progressivement, mais lentement ; les bourgeons charnus deviennent fongueux, exubérants et finissent par fournir une suppuration plus séreuse et plus abondante, qui nécessite une nouvelle modification. Le 3 janvier, j'enlève le bandage gommé. Le genou reste encore un peu tuméfié, mais les téguments sont souples, sans engorgement ; la plaie, très-rétrécie, est réduite à la moitié de son étendue. Comme il n'existe aucun symptôme local ni général qui fasse craindre une récidive de pourriture ; comme la partie osseuse détruite paraît remplacée par une masse plastique assez épaisse, sous-jacente aux fongosités, je touche celle-ci avec le fer rouge, dans l'espoir de produire une modification plus rapide qu'avec le perchlorure.

Les jours suivants, les fongosités disparaissent assez rapidement ; le travail de cicatrisation recommence, mais marche lentement ; la cicatrice se contracte et se rétrécit progressivement. Après avoir varié les topiques et fait plusieurs applications d'azotate d'argent, le blessé a pu être évacué sur France, le 28 janvier 1856. A son départ, la cicatrisation est presque complète : le genou toujours un peu tuméfié, l'articulation roide, les mouvements très-bornés ; mais il n'y pas d'ankylose, pas même sécheresse des surfaces articulaires ; le blessé appuie tout le poids du corps sur la jambe et peut marcher facilement avec une seule béquille. On applique un nouveau bandage gommé pour immobiliser l'articulation et prévenir les accidents qui pourraient arriver facilement sur le bateau.

SIXIÈME OBSERVATION.

Coup de balle à la partie antérieure du cou, sur le bord interne du sterno-mastoïdien gauche ; pourriture d'hôpital guérie par le perchlorure de fer.

Le nommé Duquesne (Jean), sergent au 26ᵉ de ligne,

d'une bonne constitution, bien portant jusqu'au moment de sa blessure, reçut, le 8 septembre, à la prise de Sébastopol, un coup de balle sur le bord antéro-interne du muscle sterno-mastoïdien gauche, un peu au-dessous de sa partie moyenne, à la hauteur du cartilage cricoïde. La balle n'a pas pénétré et n'a intéressé que les téguments et les fibres superficielles du muscle. Traité à l'ambulance jusqu'au 18 octobre, il fut ensuite évacué sur Constantinople, et entra à l'hôpital de Dolma-Bagtché, le 21.

Comme sur la plupart des autres blessés, la plaie est restée dans un état d'inertie complète. A son arrivée, ce sous-officier n'accuse aucune douleur ; les fonctions générales paraissent en bon état ; la plaie est pâle, grisâtre, de dimension relative normale, sans trace d'ulcération, sans engorgement périphérique ni sous-jacent ; la suppuration séreuse, peu abondante ; alimentation en rapport avec l'appétit, qui est bon ; pansement simple.

Jusqu'à la fin du mois, pas de changement. Dans les premiers jours de novembre, l'état général est moins bon ; l'appétit se perd ; la plaie s'agrandit ; la suppuration devient plus séreuse, plus abondante ; le blessé éprouve des douleurs vives et continues ; un état fébrile presque permanent.

Le 11, M. Mercier, médecin traitant, me prie de voir le blessé, que je trouve dans l'état suivant : abattement, facies très-altéré ; figure pâle, un peu infiltrée ; malaise général ; pas de céphalalgie prononcée ; peau chaude, sèche et rugueuse ; pouls fébrile ; peu d'appétit ; ventre en assez bon état malgré un peu de constipation ; peu de sommeil, troublé par des rêvasseries fatigantes ; douleurs vives et brûlantes dans la plaie, qui est considérablement agrandie et très-irrégulièrement circulaire ; elle s'étend en dedans jusque sur la ligne médiane, en dehors jusqu'à la partie moyenne du sterno-mastoïdien, en haut jusqu'au bord supérieur du cartilage thyroïde, en bas elle se prolonge en pointe entre le muscle et la trachée ; toute la région latérale gauche est tendue et très-gonflée ; les bords de la surface traumatique sont tuméfiés, grisâtres et un peu décollés ; la surface est pâle, blafarde, couverte de matières pulpeuses ; le muscle sterno-mastoïdien paraît tuméfié et soulevé ; en portant le doigt dans le fond de la plaie, il est facile de sentir les pulsations de la carotide et de constater l'engorgement des parties profondes ; la voix est faible, un peu rauque ; les mouvements de la tête très-gênés et douloureux ; la déglutition, quoique toujours libre et assez facile, détermine une douleur réelle : pansement pendant plusieurs jours de suite avec le perchlorure de fer qui, comme dans les observations précédentes, produit une amélioration rapide et une facile réparation de l'état local et général.

Le 18 décembre, ce sous-officier passe dans mon service. La cicatrisation de la plaie est complète depuis plusieurs jours ; l'engorgement de la région est complétement dissipé ; la voix est sonore et normale ; la déglutition libre et facile ; mais la tête est déjà assez fortement inclinée à gauche et en avant par la rétraction de la cicatrice ; l'état général est complétement bon sous tous les rapports : le 26, départ pour France.

Dans les cinq premières observations que je viens de rapporter et que j'ai transcrites fidèlement telles qu'elles ont été rédigées à peu près jour par jour, on remarquera facilement toute l'incertitude qui a présidé à l'application du perchlorure de fer, obligé que j'étais alors de tâtonner, d'agir un peu au hasard, n'ayant plus aucune confiance dans les caustiques liquides et solides, et ne connaissant pas encore bien le mode d'action du nouveau moyen que j'employais. Dans presque toutes ces observations, l'application du perchlorure a été peu méthodique, trop timide et surtout trop tardive. Faite plus tôt, elle eût épargné bien des souffrances et des angoisses aux blessés ; elle eût prévenu une extension fâcheuse du mal, un agrandissement inutile et dangereux des surfaces traumatiques ; elle aurait eu une efficacité plus rapide et plus certaine.

J'aurais pu multiplier beaucoup le nombre des observations que j'ai recueillies ; mais, pour ne pas grossir inutilement ce travail, j'ai choisi les plus importantes, celles qui me permettront de faire mieux ressortir les avantages que présente le perchlorure de fer sur les caustiques liquides et sur le cautère actuel, dont l'emploi eût été impossible, très-dangereux ou insuffisant dans presque toutes.

Dans toutes ces observations les résultats sont parfaitement identiques : douleur excessivement vive, plus ou moins accusée, suivant la force morale et la sensibilité individuelles ; d'une durée variable, mais toujours prolongée ; ensuite calme parfait ; sensation de bien-être ; disparition plus ou moins complète du mouvement fébrile et des symptômes généraux, surtout des douleurs brûlantes spéciales à la pourriture d'hôpital ; ralentissement de la circulation ; rétablissement sensible des fonctions de la peau ; modification remarquable de la suppuration et de la surface traumatique ; disparition totale ou diminution plus ou moins grande du gonflement séreux ; formation d'une croûte et d'une matière noire ou noirâtre ayant l'apparence et la consistance d'un liquide crémeux, sirupeux et le plus souvent mousseux.

D'après les phénomènes observés et les résultats obtenus, je vais essayer d'indiquer comment le perchlorure m'a paru agir contre la pourriture d'hôpital ; je dirai ensuite comment je l'ai appliqué.

Mode d'action du perchlorure de fer.

L'efficacité d'un agent thérapeutique dépend beaucoup de son mode d'administration, et celle-ci, pour être rationnelle et efficace, exige une connaissance parfaite des propriétés physiques, chimiques et dynamiques du médicament que l'on administre. Je n'ai pas la prétention d'avoir découvert comment agit réellement le perchlorure de fer contre la pourriture d'hôpital ; mais en démontrant comment il n'agit pas, j'espère dissiper les craintes que pourrait faire naître sa composition chimique, les effets physiques qu'il produit et les douleurs vives qu'il détermine. Je vais d'abord décrire son action dynamique et ensuite son action physico-chimique ; puis, j'examinerai, d'après les phénomènes observés et qui sont constants, s'il agit comme caustique, comme astringent, comme épispastique, comme irritant énergique ou comme modificateur spécial.

Action locale et générale. — Appliqué sur une surface traumatique, le perchlorure de fer produit toujours une douleur excessivement vive, mais d'une durée et d'une intensité variables. Sa durée m'a paru le plus souvent proportionnelle à la concentration du liquide employé ; tandis que son intensité dépend plutôt de la nature de la plaie et des conditions mauvaises de l'organisme que du degré de concentration de la liqueur. Appliqué sur des plaies simples, en voie de réparation, sur des blessés, dans de bonnes conditions générales organiques, la douleur est peu forte, de courte durée ; plusieurs fois, elle m'a paru moins vive que celle produite par le nitrate d'argent. Dans la pourriture d'hôpital, qui cause déjà par elle-même des douleurs brûlantes très-vives, la douleur produite par le perchlorure est excessive ; elle arrache aux blessés des plaintes et des larmes qu'ils ne peuvent souvent dissimuler, malgré la plus grande résolution, la plus grande force de volonté. Je n'ai vu qu'un seul malade, celui de la première observation, qui, doué d'une énergie physique et morale exceptionnelle, a supporté son mal sans pousser aucune plainte. Dans les premiers moments, cette douleur est le plus souvent atroce : un malade l'a parfaitement caractérisée en s'écriant « *Ils appellent cela du chlorure de fer, mais c'est du chlorure d'enfer !* ». D'abord très-violente pendant quinze, vingt, trente minutes, elle diminue ensuite insensiblement et cesse plus ou moins rapidement suivant les conditions individuelles et suivant la concentration de la liqueur employée ; mais elle disparaît rarement avant trois ou quatre heures ; je l'ai vue durer plus de cinq heures ; rarement très-agités dans les premiers moments, les malades semblent subjugués par la souffrance et n'avoir plus de forces actives ; ils tombent dans l'affaissement, la prostration, et ne se plaignent plus, bien que continuant à souffrir. Dans les premiers instants, la respiration, courte et fréquente, ne m'a jamais paru gênée, et se rétablit vite. La circulation, d'abord tumultueuse, concentrée et précipitée, se calme progressivement et assez rapidement ; le pouls se ralentit, se développe et tombe souvent au-dessous du type normal. Dans le paroxysme de la douleur, la figure se couvre de grosses gouttes de sueur ; mais cette sudation forcée dure peu. A mesure que le calme se rétablit, la peau s'échauffe, se couvre d'une douce moiteur qui va jusqu'à une diaphorèse parfois assez abondante. La soif n'est jamais très-vive, bien que les malades boivent fréquemment ; quelques gouttes de tisane suffisent pour la calmer ; c'est un phénomène nerveux et non d'irritation. Lorsque le calme est complément rétabli, les malades, débarrassés des douleurs pathologiques et thérapeutiques, éprouvent un bien-être indéfinissable, qui les dédommage amplement des souffrances et des angoisses qu'ils ont éprouvées ; les douleurs vives et brûlantes n'existent plus ; les secousses et les élancements ont cessé ; l'état général et local présente presque toujours une amélioration remarquable et l'état local le plus souvent une modification très-prononcée, quelquefois complète. Le moral se relève, la figure s'épanouit, les fonctions se rétablissent, se régularisent, l'appétit se fait sentir, le sommeil revient calme, prolongé et réparateur. Lorsque la période des plus fortes douleurs est passée, les malades mangent avec appétit et digèrent parfaitement bien ; aussi peut-on, sans inconvénients graves, céder à leurs désirs et leur accorder de suite une alimentation plus ou moins substantielle qui devient promptement réparatrice et plus capable de prévenir une rechute que de la provoquer.

Action physico-chimique. — Au bout de vingt-quatre heures (je n'ai jamais levé l'appareil plus tôt), la plaie est recouverte d'une croûte sèche, sonore, d'un gris jaunâtre ou tout à fait jaune, quelquefois marbrée de stries ou de plaques brunes plus ou moins foncées, adhérente le plus souvent à tout le pourtour de la plaie ; cette croûte est d'une consistance et d'une épaisseur variables, qui dépendent de plusieurs conditions que j'énumérerai plus loin. Sa surface interne, molle et tomenteuse, est noirâtre ou tout à fait noire ; la plaie est recouverte d'une matière fluente, crémeuse, inodore, noirâtre, quelquefois complétement noire, à reflets métalliques, d'une abondance variable, qui, le plus souvent, a déjà soulevé les bords de la croûte en plusieurs points par lesquels elle s'écoule, imbibe les pièces d'appareil, et tache les téguments dans une étendue variable et plus ou moins uniformément, suivant la déclivité des parties ; cette matière noire, complétement inodore toujours, est d'une abondance variable et plus ou moins épaisse ; sa partie la plus liquide pénètre dans les pièces de pansement par imbibition ; l'autre, d'une consistance comme crémeuse, sirupeuse et souvent un peu mousseuse, adhère aux téguments, mais s'en détache assez facilement par le lavage. La plaie nettoyée et détergée présente le plus souvent, après la première application, une coloration déjà rougeâtre ou seulement quelques points rouges ; ses bords sont dégorgés, affaissés ; leur décollement a diminué ou entièrement disparu ; l'engorgement sous-jacent et périphérique est quelquefois complétement dissipé ; le plus souvent, il ne reste qu'un peu d'empâtement diffus ; la surface de la plaie, toujours d'une étendue relative moindre, par suite de la disparition du gonflement, est peu ou beaucoup moins sensible, et n'exhale plus aucune odeur spéciale ni blessante pour l'odorat.

Lorsque le perchlorure est appliqué sur la surface sanglante d'un moignon, ou injecté dans des trajets obliques et sinueux, la croûte est toujours moins épaisse, moins solide, moins uniforme, d'un-brun foncé ou noirâtre ; quelquefois même, on n'en voit aucune trace ; toujours moins consistante, elle se détache plus facilement et plus promptement ; elle tombe par fragments de dimensions variables, entraînés par le liquide noir dont l'existence est constante. Dans ce cas, les conditions de formation et de dessiccation n'étant plus les mêmes, il n'est pas étonnant que les effets physiques et chimiques soient différents, malgré l'identité d'action du médicament.

Partout et toujours, les effets locaux et généraux produits par le perchlorure de fer, sont identiquement de même nature ; ils ne varient que sous le rapport de la forme et de l'intensité ; ils sont plus ou moins rapides, plus ou moins faciles à obtenir, et caractérisés par la résolution de l'engorgement séreux qui précède et accompagne toujours la pourriture d'hôpital par la disparition de la sensibilité morbide, la modification et la désinfection de la plaie, et l'amélioration rapide de l'état général. On n'observe jamais aucune perte de substance, aucune mortification, aucune désorganisation des tissus, mais seulement une modification profonde et radicale des tissus malades et des produits de sécrétion morbide, une prompte et facile réparation des surfaces traumatiques.

Voyons maintenant, d'après les phénomènes produits, s'il est possible de savoir comment agit le perchlorure de fer, ou au moins de savoir comment il n'agit pas.

Est-il caustique? — Le cautère actuel appliqué sur les tissus vivants les désorganise et les mortifie complétement en produisant une escarre dure, sèche, plus ou moins épaisse suivant l'intensité et la durée de son action; il y a toujours perte de substance plus ou moins étendue en largeur et en profondeur.

Les caustiques chimiques appliqués sur les tissus vivants les désorganisent et les mortifient plus ou moins profondément, en produisant aussi une perte de substance dont l'étendue et la profondeur sont proportionnelles à la quantité employée, et à leur degré de concentration; il est beaucoup plus difficile de limiter leur action qu'avec le cautère actuel. Ils ont pour caractère commun d'agir sur la trame organique, de la modifier et de suspendre les phénomènes chimiques qui assurent son organisation, qui constituent sa vitalité, et enfin de la mortifier plus ou moins complétement.

Les caustiques chimiques agissent de deux manières bien distinctes : les uns, en se combinant avec les tissus organisés, forment un composé insoluble plus ou moins plastique, plus ou moins solide, une véritable escarre sèche qui entraîne forcément une perte de substance. Les autres ramollissent les tissus en les désorganisant, les convertissent en une matière gélatiniforme de couleur variable, plus ou moins résistante, plus ou moins épaisse, qui ne devient jamais dure ni solide; c'est une escarre molle qui entraîne aussi une perte de substance.

Trouvons-nous, dans les phénomènes produits par le

perchlorure quelque chose de semblable ou d'analogue aux effets produits par les caustiques? absolument rien, sinon la croûte qui simule assez bien une escarre, qui a été prise pour telle, mais qui n'existerait pas avec les caractères que j'ai décrits, si le perchlorure agissait comme caustique; avec le perchlorure, même très-concentré, on n'observe jamais aucune mortification, aucune perte de substance, aucune destruction des tissus; mais seulement la disparition plus ou moins complète des produits de sécrétion morbide, surtout de l'engorgement séreux qui accompagne toujours la pourriture d'hôpital, et, le plus souvent, une diminution très-sensible de la surface traumatique; avec les caustiques chimiques et le cautère actuel, la plaie est toujours agrandie et l'engorgement séreux ne disparaît pas, ou ne disparaît que beaucoup plus tard et plus lentement, parce qu'il se dissipe d'une manière toute différente.

Le perchlorure de fer, même très-concentré, appliqué sur l'épiderme, n'a aucune action destructive; il le condense, le resserre, le tanne et le rend complétement imperméable, mais ne le désorganise pas comme le font les caustiques. Appliqué sur le derme récemment dénudé, il produit quelquefois une croûte d'une épaisseur variable, mais qui n'est pas une escarre, comme je l'expliquerai plus loin.

Lorsqu'on applique le perchlorure sur une séreuse, elle perd immédiatement son poli; elle se ride, se crispe, se condense; elle se racornit et se tanne; elle paraît désorganisée, mais je n'oserais affirmer qu'elle le soit réellement.

Appliqué sur une muqueuse, le perchlorure produit à peu près les mêmes effets, mais moins tranchés, surtout si la muqueuse a une certaine épaisseur; il y a là encore apparence de désorganisation.

Appliqué sur le tissu cellulaire, le perchlorure produit aussi une modification plus ou moins complète, mais beaucoup moins apparente, moins bien caractérisée.

Appliqué sur les tendons, le perchlorure à trente degrés les crispe, les ride, leur donne une teinte jaune foncé;mais il ne pénètre pas, ne désorganise pas; il ne paraît agir que sur la séreuse qui les recouvre ou sur la trame organique qui réunit les fibres tendineuses.

Appliqué sur la tunique externe des artères et des veines, il n'exerce aucune action sensiblement désorganisatrice ni destructive. Sur le vivant, je l'ai plusieurs fois injecté et maintenu en contact avec les parois vasculaires au fond de l'incision faite pour lier l'artère fémorale à distance après l'amputation de la cuisse ou de la jambe; dans ce cas, il conservait toutes ses propriétés coagulantes; il a été plusieurs fois d'une efficacité complète; jamais il n'a produit le moindre accident, la moindre désorganisation des tissus ni des parois vasculaires.

Nous l'avons souvent appliqué comme hémostatique sur les plaies ou sur les moignons de nos amputés; jamais nous n'avons observé le moindre effet caustique, mais souvent une modification avantageuse de la surface traumatique.

Je l'ai souvent appliqué immédiatement sur les tendons dénudés, sur les ligaments articulaires, deux fois sur des nerfs assez volumineux : jamais son action n'a entraîné aucune perte de substance, n'a été suivie d'aucun trouble, d'aucun dérangement fonctionnel.

Une fois en l'appliquant sur le front, un peu étendu, il est vrai, deux ou trois gouttes ont glissé sur la conjonctive et produit des douleurs vives; la muqueuse a pâli, s'est crispée; mais, vingt-quatre heures après, tout avait disparu; ce résultat me donne lieu de penser que l'altération qu'il détermine sur les séreuses et les muqueuses mortes est peut-être moins profonde qu'elle ne le paraît. De plus, lorsque je l'ai appliqué sur les tendons dénudés, je n'ai jamais vu se produire les phénomènes que l'on observe sur le cadavre.

Sur le cadavre, le perchlorure modifie, d'une manière positive et très-évidente, la trame organique de certains tissus, principalement des séreuses et des muqueuses, de la tunique interne des veines et des artères; le fait est trop bien démontré pour qu'il soit possible de le nier. Mais cette modification est-elle une désorganisation réelle, complète et définitive? en sera-t-il de même sur les tissus vivants? Les injections de perchlorure dans les veines variqueuses, suivies le plus souvent, dit-on, d'une oblitération temporaire, et ensuite d'un rétablissement complet de la circulation dans ces vaisseaux, ne fournissent pas, sans doute, une preuve positive, mais une forte présomption pour la négative.

On admet que les faibles propriétés caustiques que possède le perchlorure de fer sont dues à une partie d'acide chlorhydrique libre par suite de la précipitation d'une certaine quantité d'oxyde de fer. L'explication est rationnelle et doit être positive, puisque la quantité d'acide libre est d'autant plus grande que la liqueur est plus concentrée, et qu'il faut un degré de concentration déjà fort élevé pour lui donner une apparence de causticité, propriété tout à fait accidentelle qu'il est facile d'éviter, et qui, dans aucune circonstance d'application externe, ne pourra jamais monter à une puissance ni forte ni compromettante. Mais sur les tissus vivants, sur les surfaces traumatiques, cette faible quantité d'acide ne peut agir comme caustique, parce qu'elle est promptement neutralisée par l'afflux des liquides au point de contact, comme me l'ont prouvé les faits nombreux que j'ai observés. Aussi j'avance, avec une conviction pleine et entière, qu'employé contre la pourriture d'hôpital, le perchlorure de fer n'a aucune action désorganisatrice, qu'il n'agit pas comme caustique, et qu'en évitant un degré de concentration trop élevé, tout en lui conservant des propriétés thérapeutiques suffisantes, on peut l'appliquer sur tous les tissus sans craindre l'effet d'une propriété qui n'existe pas, ou qui est trop promptement paralysée pour être active et dangereuse.

Est-il astringent? D'après MM. Trousseau et Pidoux, les astringents ont pour caractère générique de crisper, de resserrer la trame organique, sans la désorganiser ; effet qui est dû à un phénomène de tonicité. Ils produisent une astriction fibrillaire, un resserrement qui efface le diamètre des tissus organiques au point d'expulser les liquides, de tarir les exhalations, de produire du refroidissement, de la pâleur et une sensation de froncement et de condensation.

Beaucoup de caustiques chimiques, employés en petite quantité ou mélangés avec une substance qui affaiblit assez leur action pour rendre impossible la désorganisation des tissus, rentrent dans la classe des astringents.

Quelquefois, bien qu'étant légèrement cathérétiques, bien que cautérisant superficiellement, la perte de substance est si peu sensible, qu'ils rentrent encore plutôt dans la classe des astringents que dans celle des caustiques.

Les astringents n'ont pas tous une égale intensité d'action ; celle-ci varie suivant leur composition chimique. Les uns agissent longtemps, fortement et profondément, d'autres n'ont qu'une action superficielle, momentanée, toute de contact, comme l'azotate d'argent sur la conjonctive ; mais tous agissent en refoulant les liquides à l'intérieur, en crispant l'orifice béant des vaisseaux ouverts, en suspendant les phénomènes d'exosmose.

Au point de vue chimico-physiologique, il semble, au premier abord, que entre certains caustiques chimiques et les astringents proprement dits, il n'y ait de différence que dans la concentration de l'agent employé, dans son mode d'application, et dans sa durée d'action ; car les uns et les autres, après leur action locale, peuvent produire des effets salutaires et dangereux, comme l'ont souvent démontré les caustiques arsénifères et certaines solutions astringentes.

D'après sa composition chimique, son mode d'action et ses effets produits, il semble que le perchlorure est sur la limite des caustiques et des astringents, et qu'il sera l'un ou l'autre, suivant l'intensité de son action, c'est-à-dire suivant son degré de concentration.

Suffisamment étendu, il est possible, il est même probable qu'il agirait comme astringent, et qu'il pourrait être très-utile dans beaucoup de circonstances ; mais au degré de concentration nécessaire pour agir contre la pourriture d'hôpital, il n'est plus astringent, car s'il resserrait les tissus, la formation de la croûte, qui est le fait capital, serait complétement impossible, et les modifications beaucoup moins rapides et moins profondes.

Agit-il comme épispastique ? On appelle *vésicants* ou *épispastiques* des agents qui, appliqués sur la peau, déterminent l'exsudation d'un liquide séreux, et soulèvent l'épiderme sous forme de bulles.

Si tous ont pour caractère générique de déterminer une exhalation plus ou moins abondante de sérosité qui soulève l'épiderme, leur composition et leur mode d'application déterminent des phénomènes locaux et généraux très-variables. Les uns, comme le calorique seul, l'eau bouillante, le cautère actuel, déterminent des ampoules, des bulles ou des escarres plus ou moins profondes, suivant la durée de leur application et l'intensité de leur action, d'autres, comme les cantharides, coagulent quelquefois l'albumine de la sérosité exhalée en formant une croûte plus ou moins dure et épaisse, et, par l'absorption de leur principe actif, produisent des effets dynamiques variables en intensité, suivant les conditions locales et les susceptibilités organiques individuelles.

L'action des vésicants épispastiques est donc une action d'irritation et d'attraction, puisqu'ils font affluer à la surface les liquides intérieurs. Je ne veux certainement pas proposer le perchlorure de fer comme un épispastique, comme un succédané des cantharides; mais je dis qu'il agit d'une manière analogue, sinon parfaitement semblable.

Appliqué sur l'épiderme, le perchlorure n'a pas d'action, comme je l'ai dit précédemment; il est parfaitement inoffensif à l'état neutre. Mais, appliqué sur le derme dénudé par une vésication récente, il détermine l'exhalation d'une certaine quantité de sérosité qu'il coagule, et produit la formation d'une croûte, plus ou moins épaisse, que l'on a prise pour une escarre.

Appliqué sur une plaie compliquée de pourriture d'hôpital, il exerce une action irritante et attractive; il fait affluer à l'extérieur la sérosité contenue dans les vaisseaux superficiels, et surtout celle qui imbibe les tissus, qui constitue l'engorgement sous-jacent et périphérique; il en coagule l'albumine pour former la croûte qui ne manque jamais, mais qui prend des caractères variables, suivant ses conditions d'application et de formation. Le liquide noir qui recouvre la plaie, qui tache l'appareil et les téguments, est constitué par la partie aqueuse de la sérosité et par les matières purulentes non coagulables ; il doit sa couleur à l'oxide de fer, qui probablement forme un nouveau composé par suite de la décomposition du perchlorure ; sans doute aussi à une certaine quantité de globules sanguins. L'épaisseur de la croûte est toujours proportionnelle à l'engorgement et à l'action plus ou moins énergique que le perchlorure exerce sur les tissus. L'albumine coagulé se durcit promptement par la chaleur du corps qui en opère la dessiccation ; elle prend une consistance ferme, sèche, solide et sonore. Sa face interne est noircie par le contact du liquide dont j'ai parlé, l'externe est jaunie par le contact du perchlorure non décomposé ; les stries et les taches brunes que l'on observe le plus souvent à sa surface résultent, sans aucun doute, des petites quantités de sang qui se trouvent, ou qui affluent à la surface de la plaie et qui sont les premières solidifiées. Si l'on examinait au microscope sa croûte et le liquide noir, il est probable que l'on y trouverait des globules sanguins solidifiés et des paillettes métalliques.

Cette croûte est-elle bien réellement formée par la coagulation de la partie albumineuse de la sérosité infiltrée et du sang exhalé à la surface de la plaie ? Elle ne peut être formée par les matières purulentes, car le perchlorure de. fer fluidifie le pus au lieu de le solidifier. Elle ne peut être formée par le sang exhalé à la surface de la plaie, car si cette exhalation existait au moment de l'application, elle serait immédiatement supprimée par l'action éminemment hémostatique du perchlorure ; mais comme il est presque impossible d'absterger convenablement une plaie, et surtout de détacher la matière pultacée qui est toujours très-adhérente, sans déterminer un léger écoulement sanguin ; comme l'action du perchlorure est éminemment irritative, il est impossible qu'il ne provoque pas aussi l'exhalation d'une certaine quantité de sang, qui est immédiatement coagulé et poussé de suite, par l'afflux consécutif de la sérosité, à la surface de la croûte, où il forme les stries et les taches brunes que j'ai signalées. Mais cette exhalation sanguine n'existe pas toujours, et lorsqu'elle existe, elle est plus ou moins abondante.

En coagulant par le perchlorure du sang liquide, ou l'albumine du sérum seulement, l'examen comparatif des deux *coagulum* est aussi probant que possible, et ne permet pas de révoquer en doute l'explication du phénomène. Le *coagulum* du sang est brun, caséeux, fragmenté, peu cohérent ; le *coagulum* du sérum est blanchâtre, bien lié, uniforme, gélatineux d'abord, ensuite il se solidifie et se durcit par la dessiccation. Le premier est opaque et coloré plus ou moins uniformément dans toute son épaisseur par les globules sanguins solidifiés et disséminés ; le second est presque transparent dans toute son épaisseur, ne présente qu'une teinte légèrement et uniformément jaunâtre à sa surface seulement, au contact du perchlorure.

L'action du perchlorure n'est pas seulement immédiate et instantanée, mais elle est encore successive et continue ; elle se prolonge jusqu'à ce que la croûte ait acquis un certain degré d'épaisseur et de dureté suffisantes pour limiter son action coagulante, comme le démontre l'expérience suivante, que j'ai plusieurs fois répétée, et qui m'a constamment donné des résultats identiques. On remplit, aux trois quarts, de sérosité sanguine aussi claire que possible, un petit vase en verre transparent, beaucoup plus large du haut que du bas, de manière à avoir une épaisseur de liquide de quatre à cinq centimètres de hauteur et même plus ; on pose dessus un plumasseau de charpie imbibé de perchlorure de fer, de manière qu'aucune parcelle de celui-ci ne puisse s'en détacher et agir sur les couches profondes. En raison de la forme conique du vase, ce plumasseau ne peut s'enfoncer, et ne touche que la couche supérieure de la sérosité, dont l'albumine est immédiatement coagulée ; les couches inférieures se coagulent progressivement. Au bout de douze à vingt-quatre heures, toute la portion albumineuse forme un *coagulum* transparent, gélatiniforme, cohérent et consistant ; une portion de la partie aqueuse a traversé le plumasseau et reste à la surface, une autre portion occupe le fond du vase ; le coagulum se solidifie de plus en plus par la dessiccation et finit par se condenser, se durcir complétement sans exhaler aucune odeur, sans présenter aucun signe de putréfaction ; arrivé à un certain degré de dessiccation, il se rétracte, se fragmente et acquiert une consistance très-solide , sèche, sonore et cassante. Dans le mois d'août, j'ai gardé pendant trente-deux jours un coagulum ainsi obtenu ; il était complétement desséché et inodore; il aurait pu se conserver indéfiniment. Dans cette expérience, il est bien évident que le perchlorure n'agit directement que sur les couches superficielles, et médiatement sur les couches profondes. Cette action indirecte me paraît bien suffisante pour expliquer d'une manière satisfaisante la formation de la croûte que détermine son application sur les surfaces traumatiques, où son action est plus limitée, moins prolongée, parce que la dessiccation est plus rapide.

Si les matières purulentes ne peuvent concourir à la production de la croûte, si la petite quantité de sang exhalé est insuffisante pour la constituer en entier, il ne reste pour sa formation que l'albumine de la sérosité extravasée dans le tissu cellulaire, où elle constitue l'engorgement périphérique et sous-jacent. Ce fait est tellement positif que l'épaisseur de la croûte est toujours en raison directe du volume de l'engorgement, et surtout de la diminution de l'engorgement après chaque application ; aussi, la croûte ne s'obtient-elle que lorsqu'il y a une infiltration de sérosité susceptible d'être attirée à la surface de la plaie et de s'y dessécher. La première application est toujours celle qui donne la croûte la plus épaisse et la plus solide ; lorsqu'il n'y a pas ou qu'il n'y a plus d'engorgement, l'application du perchlorure ne produit que du liquide noir, dont l'existence est constante, quel que soit l'état des parties molles. Ce liquide noir qui ne manque jamais, quoique d'une abondance variable, est sans doute d'origine complexe, mais sa coloration doit bien évidemment résulter de la décomposition du perchlorure, car on ne l'obtient avec aucun autre agent chimique ; il retient probablement une partie d'albumine incomplétement coagulée ou redissoute, qui lui donne sa consistance crémeuse ou sirupeuse ; sa couleur est peut-être produite par un sulfure de fer et par les globules sanguins coagulés et fondus dans la partie aqueuse du sérum. Lorsqu'on applique le perchlorure de fer sur une plaie simple, exempte d'engorgement, couverte de bourgeons charnus, sur une plaie arrivée à la période de réparation, il exerce toujours une action irritante relative, mais on n'observe jamais de croûte, ou, s'il en existe une, elle est toujours d'une faible épaisseur, peu consistante, le liquide noir est aussi moins abondant, ou manque tout à fait, à moins que la plaie ne fournisse encore du pus.

Lorsqu'on applique le perchlorure de fer sur les bubons qui ont subi la déviation phagédénique, qui présentent toujours un certain degré d'infiltration séreuse, qui offrent une grande ressemblance avec la pourriture d'hôpital, par la nature des symptômes locaux et généraux, on obtient, le plus souvent, une croûte d'une épaisseur sensible, et une assez grande quantité de liquide noir. Depuis ma rentrée en France, j'ai trouvé plusieurs fois l'occasion de répéter cette expérience et de constater l'efficacité du perchlorure contre cette fâcheuse complication des bubons syphilitiques.

D'après les phénomènes physiques et chimiques constants qu'exerce le perchlorure de fer, son action thérapeutique me paraît évidente, et d'une explication facile. Il possède une propriété irritante et stimulante des plus énergiques, bien supérieure à celle de tous les irritants connus, et d'autant plus précieuse qu'il n'a aucune propriété styptique, astringente, ni caustique. S'il était astringent, la formation de la croûte serait impossible et inexplicable ; s'il était caustique, il y aurait destruction plus ou moins profonde des tissus, destruction qui n'a jamais lieu, comme une expérience souvent répétée me l'a constamment démontré. Il ne pourrait agir comme caustique que par l'acide chlorhydrique libre, mais celui-ci n'est jamais en assez grande quantité pour cautériser ; il est promptement neutralisé par l'afflux des liquides à la surface de la plaie, où il ne pourrait agir tout au plus que comme coagulant.

Le perchlorure de fer, incapable d'agir à travers l'épiderme qu'il durcit, agit simplement sur les surfaces traumatiques comme un puissant irritant ; il agit à la manière des épispastiques ; mais son action est plus immédiate, plus rapide, plus étendue et plus énergique ; il fait affluer à la surface de la plaie les fluides extravasés et en coagule les parties fibrineuses et albumineuses par son action irritative prolongée, il modifie énergiquement et profondément la vitalité des tissus, change leur mode de sécrétion et les ramène au type normal; la croûte n'est qu'un accident; sa formation est plus nuisible qu'utile, parce qu'elle limite l'intensité et la durée d'action du perchlorure. Outre son action irritante et modificatrice, il en possède encore une autre bien avantageuse en pareille circonstance, et surtout pour la thérapeutique chirurgicale, il agit comme anti-putride, comme désinfectant, qualité précieuse dans la pourriture d'hôpital, et dans les suppurations abondantes et fétides. Cette propriété désinfectante est-elle le résultat de son action chimique seule, ou de son action modificatrice des tissus malades? L'une et l'autre sont possibles isolé-ment, mais il est probable qu'elles concourent simultané-ment au même but par des moyens différents, en produisant des résultats que ne donnent pas les chlorures alcalins.

Le perchlorure de fer agit-il dynamiquement? Pour qu'un médicament exerce une action dynamique, immédiate ou consécutive, il faut qu'il soit absorbé, il faut qu'il pé-nètre dans le système sanguin pour aller influencer les fonctions organiques et les modifier en bien ou en mal. D'après le mode d'action locale du perchlorure, il est presque impossible qu'il soit absorbé, et conséquemment qu'il puisse exercer une action générale. Les modifications organiques favorables, que j'ai mentionnées plus haut, me paraissent simplement le résultat de la modification locale, des réactions énergiques qu'il provoque, de la stimulation puissante qu'il exerce par la surexcitation du système ner-veux, et de la secousse violente qu'il imprime à tout l'or-ganisme : d'où, suppression des douleurs pathologiques, changement dans la nature des produits de sécrétion mor-bide, rétablissement des principales fonctions à l'état normal. Je ne voudrais pas affirmer que le perchlorure n'exerce aucune action dynamique; mais l'analogie et le raisonnement ne permettent pas de lui en accorder une bien grande, si elle existe réellement; le cautère actuel, dont l'action est beaucoup plus rapide et moins prolongée, produit à peu près les mêmes modifications organiques locales et générales. Je ne crois pas que personne ait jamais accordé au cautère actuel une action dynamique, dans l'acception rigoureuse du mot.

Si maintenant nous comparons l'action du perchlorure de fer à celle des autres agents recommandés et préconisés contre la pourriture d'hôpital, il nous sera facile d'établir la prééminence du premier et de faire ressortir tous les avantages qu'il possède à un haut degré. Je ne parlerai pas de cette multitude d'agents insignifiants, assez énergiques pour modifier l'état diphthéritique de certaines plaies, quelquefois suffisants contre les cas de pourriture sporadique, mais d'une insuffisance absolue dans les circonstances endémo-épidémiques : je ne parlerai que de la teinture d'iode, des caustiques liquides et solides.

La teinture d'iode, appliquée sur les plaies couvertes de pourriture d'hôpital, n'est ni caustique ni coagulante, elle possède une action irritante très-réelle, mais très-insuffisante dans les cas un peu graves; je ne l'ai vue réussir complétement que sur les plaies superficielles, faciles à déterger, principalement contre la pourriture d'hôpital récidivée, contre celle qui se montre sous la forme phagédénique serpigineuse, qui ne détruit que les téguments, qui semble respecter les parties profondes. Comme dans ce cas elle guérit quelquefois, comme elle ne produit aucune perte de substance, on doit la préférer aux caustiques liquides et solides, mais il faut en rapprocher et en multiplier les applications pour soutenir son action, qui n'est pas assez énergique pour durer longtemps ; dans les cas graves, sur le moignon des amputés, dans les trajets obliques et sinueux, elle produit parfois des douleurs vives, mais qui sont en pure perte pour les malades, parce que son action est trop superficielle et trop limitée pour produire une modification suffisante pour être curative. Je n'ai jamais vu la teinture d'iode produire une action dynamique bien appréciable, jamais de réaction générale, suivie du calme et du bien-être que produit souvent le cautère actuel, et presque constamment le perchlorure de fer. La teinture d'iode compte des partisans et des succès; ceux-ci sont peut-être le résultat de circonstances particulières ou du mode d'application; mais, d'après mon expérience personnelle, je ne puis lui accorder qu'une valeur très-secondaire.

Caustiques liquides. Le mode d'action des acides *sulfurique, sulfhydrique, azotique, azotate acide de mercure*, etc., indique assez leurs inconvénients et les limites restreintes de leur application, qui n'est possible que sur les plaies superficielles, à ciel ouvert ; ils sont d'un emploi impossible et dangereux dans le voisinage des nerfs, des vaisseaux, des tendons, des articulations, et surtout dans les trajets obliques et sinueux, où il n'est pas possible de suivre leur action et de la limiter. Je les ai souvent employés ; ils ont rarement réussi seuls, et seulement sur des surfaces peu étendues ; le plus souvent, ils ont été nuisibles par leur action destructive sur les bords de la plaie, dont ils augmentaient toujours considérablement l'étendue après deux ou trois applications.

Je ne dirai rien de l'acide citrique, parce qu'il ne m'a jamais paru avantageux qu'en limonade ; on ne devrait pas le détourner de cette destination, la seule qui lui convienne.

Caustiques solides. Je n'ai jamais essayé le chlorure d'antimoine ni le chlorure de zinc, je ne puis rien dire de leur action en pareille circonstance, même d'après l'analogie et le raisonnement ; je n'ai point à regretter de n'avoir pas expérimenté avec ces deux substances.

Je n'ai appliqué qu'une seule fois la poudre de Vienne sur une surface peu étendue ; elle a produit une modification avantageuse, mais insuffisante et de courte durée ; c'est un caustique qui sera très-souvent d'une application impossible contre la pourriture d'hôpital, et qui ne doit pas être employé, parce qu'il produira rarement une modification suffisante, malgré la perte de substance qu'il détermine toujours.

Les cautérisations avec l'azotate d'argent ne méritent pas même une mention, parce qu'elles sont d'une insignifiance complète et d'une insuffisance absolue contre une affection qui exige une action énergique et une modification profonde.

Cautère actuel. Le cautère actuel possède une action infiniment plus énergique et plus avantageuse que les caustiques liquides et solides précédemment énumérés. Lorsque son application est possible, elle est plus rapide, plus sûre, moins douloureuse et plus facile à limiter ; cet agent produit une escarre dure, sèche et plus ou moins épaisse, suivant la durée et l'intensité de son action, suivant la composition organique et l'état pathologique des parties sur lesquelles on l'applique ; mais, comme tous les caustiques, il n'agit d'abord que par destruction, et son résultat le plus immédiat est l'agrandissement de la surface traumatique. Suivant la quantité de calorique qu'il possède, il agit dans un rayon plus ou moins étendu sur les parties voisines auxquelles ne peut s'étendre son action caustique, il cause des douleurs plus ou moins vives, et réagit quelquefois favorablement sur l'état général, en imprimant à tout l'organisme une secousse favorable, suivie quelquefois d'une modification radicale, salutaire et curative, mais presque toujours, en raison de l'intensité et de la rapidité de ses effets, son action générale est nulle ou insignifiante ; son action locale même est le plus souvent incomplète et insuffisante, parce qu'elle est arrêtée par la rapide formation d'une escarre qui forme une barrière au calorique et qui s'oppose au dégorgement de l'infiltration séreuse. Cette escarre, toujours fort adhérente et lente à se détacher, masque la plaie et ne permet pas de juger assez promptement de la modification obtenue pour attendre avec sécurité ou pour renouveler la cautérisation en temps opportun, à moins d'en faire l'ablation, ce qui cause toujours des douleurs et un écoulement sanguin inutiles. Quand il faut répéter plusieurs fois l'application du cautère actuel, il en résulte toujours une grande perte de substance en largeur et en profondeur, parce qu'il doit être appliqué énergiquement pour réussir. Mais, quelles que soient l'intensité de son action et la durée de son application, je les ai rarement vues suivies, même dans les cas les plus simples, d'une modification complète et suffisante.

Pour ceux qui considèrent la pourriture d'hôpital comme une affection locale, qui ne voient qu'une plaie compliquée d'un agent toxique qu'il faut détruire sur place, le cautère actuel, fortement chauffé, est certainement un moyen rationnel, et en apparence le plus sûr que l'on puisse employer en pareille circonstance, à la condition toutefois d'agir énergiquement, profondément, et de détruire toutes les parties contaminées ; mais, d'après ce que j'ai vu et longuement observé, je dis que, pour guérir la pourriture d'hôpital, il n'est nullement nécessaire de détruire, mais très-important et indispensable de modifier l'état général et local par une médication énergique et soutenue.

Les inconvénients et l'insuffisance d'action que je viens de signaler ne sont pas les seuls reproches que l'on puisse adresser au cautère actuel, son mode d'application en présente peut-être encore de plus sérieux, parce qu'ils se manifestent surtout dans les cas les plus graves, dans ceux qu'il importe le plus d'arrêter promptement, et qui nécessitent les modifications les plus puissantes. Malgré la grande autorité de *Delpech*, malgré les préceptes qu'il a donnés, et que les auteurs classiques ont répétés avec un excès de confiance que ne justifie pas suffisamment l'expérience pratique, je puis affirmer, d'après les faits nombreux que j'ai observés, que le cautère actuel est quelquefois inapplicable, et qu'il serait d'une application irrationnelle et téméraire dans le voisinage des nerfs, des gros vaisseaux, des tendons, des articulations ou des organes splanchniques. En pareille circonstance la théorie est facile, mais l'application pratique m'a souvent paru hérissée de périls réels, évidents, que n'oseraient certainement pas affronter les plus zélés partisans du fer rouge. Si, pour assurer l'action du cautère actuel, il faut, comme tous les auteurs le disent, qu'il touche et détruise toutes les parties contaminées, je soutiens que l'application du précepte est d'une exécution si difficile, qu'elle équivaut souvent à l'impossible. Je doute qu'on trouve beaucoup de praticiens prudents et expérimentés qui oseraient promener le cautère actuel sur les ligaments du genou dénudés, autour d'un tendon important, autour de la carotide ou de la crurale, autour du nerf sciatique, l'enfoncer aveuglément dans une gaîne tendineuse, dans les anfractuosités d'un moignon gonflé, dans les trajets obliques et sinueux qui traversent toute l'épaisseur d'un membre volumineux sans pouvoir en diriger, en étendre, ou en limiter l'action convenablement pour en obtenir l'effet voulu. Si l'on avait, quelquefois seulement, la certitude de pouvoir réussir dans des cas aussi graves, aussi compromettants pour le blessé, l'espoir d'un succès possible justifierait cet excès de témérité ; mais cette certitude n'existe jamais, et je me console facilement de n'avoir pas toujours osé; la destruction possible d'un tronc nerveux ou d'un tendon important ne doit, sans doute, pas toujours être une contre-indication absolue ; mais c'est un accident si sérieux et si grave qu'on doit mûrement réfléchir avant de s'y exposer. Ouvrir une artère volumineuse, même lorsque la ligature est possible, c'est produire une complication excessivement fâcheuse dans des conditions de pourriture, soit qu'on fasse la ligature au fond de la plaie ou à une certaine distance ; ouvrir une grande articulation pour tenter d'arrêter la pourriture d'hôpital, c'est véritablement tomber de Charibde en Scylla ; c'est aggraver la position du blessé et rendre indispensable une opération qu'il eût mieux valu faire avant la cautérisation ; faire les débridements et les grandes incisions nécessaires pour mettre à nu les parties contaminées, et faciliter l'action du fer rouge, c'est un moyen assurément infaillible en théorie, mais d'une application pratique toujours difficile, souvent impossible, et qui trouvera peu de partisans, même parmi les plus tranchants.

Recommander de faire agir le cautère actuel plus légèrement et moins longtemps dans le voisinage des parties qu'il est dangereux d'intéresser, c'est annihiler complétement le précepte, et compromettre le succès de la cautérisation, qui ne peut être efficace qu'à la condition de détruire entièrement toutes les parties contaminées, et d'agir énergiquement sur les parties saines.

Mais si, dans la pourriture d'hôpital endémo-épidémique, il importe moins de détruire que de modifier, ne serait-il pas possible d'obtenir ce résultat avec un cautère chauffé à un degré inférieur à celui que l'on emploie habituellement? on pourrait alors produire des effets différents avec le même agent gradué suivant l'intensité d'action que l'on voudrait produire ; on agirait avec plus de certitude, de sécurité, et l'on éviterait de surcharger la thérapeutique

d'un médicament nouveau. L'expérience m'a prouvé que
le cautère actuel n'agit que comme caustique, et, qu'au-
dessous, son action excitante et modificative est nulle ou
insuffisante, quelle que soit la durée de son action. Il faut
le prendre tel qu'il est, pour ce qu'il vaut, ou recourir à
un autre moyen pour obtenir les effets qu'il ne peut produire.

Perchlorure de fer. — Le perchlorure de fer est moins
effrayant que le fer rouge, quoique beaucoup plus douloureux ; il ne produit aucune perte de substance ; il n'élargit jamais la surface traumatique, et la rétrécit presque constamment par le dégorgement rapide des parties voisines. Par son
action énergique et prolongée il agit dans un rayon étendu, et modifie profondément la vitalité des tissus qui su-
bissent son influence ; toujours il produit une réaction générale salutaire, et jamais de perturbations fonctionnelles
inquiétantes et dangereuses ; les douleurs pathologiques
disparaissent rapidement, et la nature des sécrétions morbides est constamment modifiée ou complétement changée ;
il est d'une application générale prompte, facile et inoffensive, parce qu'il n'est pas caustique, parce qu'il n'entraîne aucune perte de substance. Son emploi ne nécessite
aucune préparation, aucune perte de temps, considération
importante dont il faut tenir grand compte à l'armée dans
les conditions d'encombrement où la durée de chaque pansement entre souvent pour beaucoup dans la somme des
résultats généraux ; sa consistance liquide permet de l'injecter dans les trajets obliques et sinueux, et de s'y maintenir assez longtemps et en suffisante quantité pour assurer
son action ; il agit à distance, et il n'est presque jamais
rigoureusement nécessaire de faire des débridements préalables, comme le prouvent les deuxième et quatrième observations que j'ai rapportées. On peut renouveler les applications facilement toutes les vingt-quatre heures, et
même plus souvent si on les juge nécessaires. Appliqué sur
les articulations dénudées de leurs parties molles, il est
sans action nuisible sur les ligaments et sur la synoviale,
comme le prouvent les troisième et cinquième observations ; il favorise au contraire la résorption de l'épanche-

ment articulaire. Malgré les importantes observations de MM. Thierry et Broca, qui ont prouvé que le perchlorure peut coaguler le sang à travers les parois veineuses, on peut l'appliquer avec sécurité sur les grosses veines sans craindre leur oblitération définitive, parce qu'il ne peut déterminer que des caillots chimiques dont la dissolution rétablirait bientôt le calibre du vaisseau. Une fois je l'ai maintenu longtemps en contact avec la veine crurale pour arrêter une hémorragie de l'artère crurale liée dans le triangle de Scarpa ; j'ignore si, dans ce cas, il a produit une coagulation médiate ; mais le malade étant mort du typhus deux mois après la guérison complète de la ligature et de la plaie d'amputation qui était solidement cicatrisée, nous avons trouvé la veine parfaitement libre et perméable.

L'application du perchlorure produit presque toujours des douleurs excessivement vives et souvent très-prolongées qui inspirent aux malades beaucoup de répugnance pour les applications suivantes, malgré le calme, le bienêtre et l'amélioration qui en résultent chaque fois. Si je ne craignais de paraître paradoxal et de pousser l'enthousiasme un peu trop loin, je dirais que ces douleurs vives et prolongées m'ont toujours paru utiles et souvent nécessaires, non en provoquant une révulsion, mais en imprimant une secousse énergique à des organismes profondément déprimés, en ranimant les forces vitales qui faiblissent, et en produisant des réactions suivies de crises salutaires. Guidé par ces idées théoriques, sinon erronées, au moins un peu hasardées, je n'ai jamais voulu employer le chloroforme pour épargner aux blessés les premières douleurs qui sont les plus vives, parce qu'en somme ces douleurs sont supportables, ne provoquent jamais d'accidents, et sont toujours suivies d'une ample compensation qu'on n'obtiendrait peut-être pas sans elles. M. Broca, employant le perchlorure dans des conditions organiques différentes, et dans un but thérapeutique tout autre, a préalablement plongé ses malades dans l'anesthésie sans enrayer l'action du médicament. Malgré ce précédent, je me déciderais difficilement à l'imiter, si je me retrouvais dans les mêmes conditions mauvaises où nous étions à l'armée d'Orient.

Mais, quelle que soit la supériorité du perchlorure de fer sur les autres moyens connus, il ne guérit pas toujours ; quelquefois il n'arrête que momentanément la marche de la pourriture ; d'autres fois, il arrête complétement la complication locale, mais l'affection générale continue sa marche et emporte le malade, comme je l'ai vu deux fois.

Loin de moi l'intention d'avoir voulu exagérer l'insuffisance et les dangers des caustiques liquides et solides, surtout du cautère actuel, pour faire valoir plus facilement le perchlorure de fer. Je parle avec conviction et certitude, d'après une expérience assez étendue, d'après les résultats comparatifs que j'ai obtenus dans des circonstances graves et difficiles, où les demi-moyens réussissent peu, où l'énergie et l'activité de la médication doivent toujours être proportionnées à la puissance destructive du milieu hygiénique et des affections pathologiques qui en sont la conséquence; circonstances qu'il faut prendre en considération pour expliquer les faits négatifs du cautère actuel et les faits positifs du perchlorure, peut-être aussi pour justifier la préférence que j'accorde au dernier, et surtout pour absoudre mon travail des nombreuses imperfections qu'il présente, mais dont les bases reposent sur des faits positifs et bien observés.

Le cautère actuel, bien qu'insuffisant souvent, impossible quelquefois, restera toujours un moyen actif, énergique et puissant, très-souvent efficace contre la pourriture d'hôpital. Mais, si l'on veut bien accorder qu'il ne réussit pas toujours, comme l'expérience nous l'a souvent démontré, et que le perchlorure réussit quelquefois, j'aime à croire qu'on ne refusera pas à ce dernier l'expérimentation et le droit de concurrence, et je reste intimement convaincu qu'une expérience ultérieure justifiera les succès que j'en ai obtenus et les avantages qu'il présente à un très-haut degré.

Mode d'application du perchlorure de fer.

Lorsque l'on veut appliquer le perchlorure de fer sur une plaie envahie par la pourriture d'hôpital, il faut préa-

lablement absterger celle-ci soigneusement, détacher toutes
les parties mortifiées et purulentes, enlever le plus exactement possible les matières pulpeuses ; mais il faut, avant
tout, ménager le sang et la sensibilité du malade, ne pas
lui causer des douleurs qui sont toujours nuisibles et jamais nécessaires. Avec le fer rouge, il faut que la modification soit presque complète pour qu'il n'épuise pas une
partie de son action sur les produits morbides avant
d'arriver aux parties encore organisées ; avec le perchlorure,
la chose n'est pas rigoureusement nécessaire, parce que son
mode d'action n'est plus le même et surtout parce que celle-
ci est beaucoup plus prolongée. Mais toutes les fois que
l'ablation des produits de mortification et de sécrétion morbide est facile et peu douloureuse, il faut la faire pour
rendre son action plus rapide et plus certaine. Un gâteau
de charpie d'une épaisseur variable, d'un à deux centimètres
et même plus, au moins aussi large que la plaie, bien imbibé de perchlorure, est ensuite appliqué sur la surface
traumatique ; on le recouvre de charpie sèche, d'une ou
de plusieurs compresses, le tout assujetti par une bande.
L'appareil doit rester vingt-quatre heures en place, à moins
qu'il ne soit nécessaire d'agir énergiquement, de précipiter
la modification de la plaie, si toutefois le malade a le cou-
rage, au bout de douze heures, de supporter une seconde
application. Sur les plaies superficielles, quand il est facile
de toucher toutes les parties contaminées, je n'ai jamais
trouvé l'indication ni l'urgence de faire des applications si
rapprochées, qui doivent être rarement nécessaires et que
l'on évite facilement en concentrant davantage la première
liqueur employée. Mais sur le moignon des amputés, dans
les anfractuosités d'une plaie profonde, difficile à déterger,
lorsque le mal a fait des progrès rapides et étendus, il faut
agir plus promptement et plus énergiquement. L'application
du perchlorure pur, ou même étendu d'un tiers d'eau,
produisait ordinairement, même dans les cas graves, une
modification locale et générale suffisante, qui durait au
moins quarante-huit heures.

Si les applications précipitées sont rarement nécessaires,
il faut soigneusement éviter de laisser perdre le bénéfice

de la première avant de faire la seconde : malgré les douleurs vives qu'elles déterminent, il vaut mieux en faire trop
que trop peu, et prendre toujours pour guide l'état général
et ensuite l'état local, bien que celui-ci soit toujours le
thermomètre du second.

Dans les cas très-graves, lorsque l'état général ne se modifie pas avantageusement et reste compromettant, il faut
insister sur la médication interne et répéter les applications
locales au moins toutes les vingt-quatre heures, pendant
plusieurs jours de suite, jusqu'à modification complète et
solide ; mais alors, après la première application, pour ménager la sensibilité du patient, il faut étendre plus ou moins
la liqueur employée, suivant l'effet obtenu et celui qui
reste à obtenir. Lorsque la première application a produit
une modification énergique, les suivantes ne sont plus que
pour soutenir l'action de la première ; il serait parfaitement
inutile de produire des douleurs vives et prolongées, qui
finiraient par décourager et fatiguer inutilement le malade.
Il sera toujours prudent de ne pas attendre, pour les renouveler, la perte complète de l'amélioration produite par
les précédentes : ce serait tout compromettre, le salut du
malade et l'efficacité du moyen thérapeutique ; inconvénient qui m'est arrivé souvent dans les commencements,
par ignorance d'abord, ensuite par manque de confiance,
et quelquefois par complaisance pour des blessés redoutant
le renouvellement des douleurs vives qu'ils avaient déjà
éprouvées. Le meilleur moyen de ménager la sensibilité du
malade et de lui épargner une grande somme de douleurs,
c'est d'agir énergiquement dès le principe et de soutenir
l'effet obtenu par des applications successives, jusqu'à modification complète de l'état général et local ; car, pour
être utile, pour réussir, il faut, comme avec le fer rouge,
agir avec énergie, confiance et certitude, ne pas se laisser
arrêter par les douleurs toujours vives que cause le perchlorure ; en pareille circonstance, les demi-mesures, les
demi-moyens, les tâtonnements, compromettent tout, ne
déterminent que des améliorations passagères, affaiblissent
les malades en pure perte et rendent le succès impossible.

Sur les plaies superficielles, l'application du perchlorure

est simple et facile, mais dans les trajets obliques, sinueux, inaccessibles à la vue et au toucher, il n'est plus possible d'agir de la même manière ; il faut d'abord provoquer, par des moyens convenables, la sortie aussi complète que possible des parties désorganisées et des matières purulentes, ne pas craindre de faire les débridements nécessaires et possibles, parce que l'écoulement du sang peut être promptement arrêté et les avantages toujours supérieurs aux inconvénients ; on porte ensuite le plus profondément possible des bourdonnets de charpie imbibés de perchlorure de fer, ou que l'on imbibe après leur introduction. Si le trajet est long, oblique, sinueux, d'un accès difficile, s'il existe deux ouvertures opposées, on ferme d'abord la plus déclive par un tampon de charpie, on remplit ensuite le trajet traumatique de perchlorure, que l'on retient en place en fermant l'ouverture la plus élevée par un second tampon, et le tout est ensuite assujetti par un bandage convenable. Toutes les fois qu'il sera possible de séparer les surfaces traumatiques par des bourdonnets de charpie, il y aura avantage à le faire, parce que le perchlorure agit alors plus sûrement et plus énergiquement. Lorsqu'il a été nécessaire de faire des débridements préalables, il faut d'abord arrêter l'écoulement sanguin avant d'appliquer le perchlorure, qui, autrement, agirait immédiatement comme coagulant, et n'aurait plus une action suffisante comme modificateur.

Lorsque la pourriture se déclare sur le moignon d'un amputé, les conditions varient suivant le mode de réunion qui a été employé. Si la plaie a été réunie médiatement, on peut la considérer comme une plaie superficielle, dont toutes les parties internes et profondes sont accessibles à la vue et au toucher. Dans ce cas, aussitôt l'apparition des symptômes physiques de la pourriture, il est extrêmement facile d'appliquer le perchlorure sur le siége du mal avec un plumasseau de charpie et de l'y maintenir le temps nécessaire pour modifier toute l'étendue de la surface traumatique, et d'en répéter les applications jusqu'à ce que la modification soit complète et assurée. Dans les circonstances endómo-épidémiques, lorsque l'on a bien étudié la pathogénie et le mode d'évolution de la pourriture, et suffisamment noté les symptômes locaux et généraux qui indiquent sa prochaine manifestation, je crois qu'un chirurgien expérimenté et prudent devra prévenir le mal et ne pas attendre l'apparition des symptômes physiques, mais agir de suite d'après les symptômes rationnels seulement. En pareille occurrence, l'erreur serait toujours profitable au blessé, comme je le prouverai plus loin en parlant de l'infection purulente.

A l'armée d'Orient, lorsque la plaie avait été réunie par première intention, d'abord il n'y avait jamais de réunion immédiate, mais simplement agglutination des surfaces traumatiques ; le moignon devenait le siége d'un gonflement mou, pâteux et très-douloureux, qui s'étendait rapidement à une hauteur variable et produisait l'écartement plus ou moins complet des lambeaux, dont la surface interne était déjà largement désorganisée, lorsque les parties profondes devenaient accessibles à la vue et aux topiques ; le mal procédait évidemment de l'intérieur à l'extérieur. Les fusées gangréneuses, purulentes, se déclaraient promptement, marchaient rapidement, et avaient déjà produit des désordres étendus avant que la médication locale fût possible. Le perchlorure, comme le cautère actuel, a été insuffisant et impuissant. Deux fois seulement je l'ai appliqué en pareille circonstance, mais avec timidité et circonspection, aussi n'a-t-il pas réussi ; il a modifié les parties superficielles sur lesquelles a porté son action, mais dans les parties profondes la pourriture a continué sa marche envahissante et désorganisatrice ; les deux blessés ont succombé. Depuis, je n'ai plus trouvé l'occasion d'expérimenter sur des moignons arrivés à ce degré de désorganisation extrême. Comme tous les autres modificateurs sont d'une insuffisance complète et absolue contre des cas aussi graves et aussi compliqués, je crois que le perchlorure sera encore d'une précieuse ressource et réussira souvent, mais en régularisant son emploi, et en prenant les mesures nécessaires pour lui conserver toute sa puissance d'action. Sur les moignons réunis par première intention, il faudra, aussitôt l'apparition des premiers symptômes de pourriture, séparer complétement les lambeaux, agir rapidement et énergiquement sur toute l'étendue de

la surface traumatique, qu'il sera toujours possible de modifier convenablement, si l'on arrive avant la production
des fusées gangréneuses. Il ne faudrait pas se laisser arrêter par la douleur et la perte de sang, qui sont inévitables,
mais d'une faible importance, en comparaison du danger
qui menace le blessé. C'est en pareille circonstance que les
applications concentrées et rapprochées sont plus nécessaires, plus faciles et infiniment plus efficaces que celles
du cautère actuel, presque toujours impossibles et insuffisantes sur les moignons des amputés, lorsque le mal a atteint certaines limites. De plus, le perchlorure ne déforme
jamais le moignon comme le fer rouge, et s'il triomphe du
mal, la guérison est rapide, la cicatrice régulière. Je suis
tellement convaincu de l'efficacité et de la supériorité du
perchlorure contre la pourriture d'hôpital développée sur
une plaie accessible dans toute son étendue à la médication
locale, qu'en pareille circonstance je renverserais la proposition des auteurs classiques, et je dirais qu'il faut,
quand on craint cette complication, proscrire la réunion
immédiate et accorder une préférence exclusive à la réunion
médiate.

Lorsque le perchlorure a suffisamment modifié la surface
traumatique, il faut soutenir l'amélioration obtenue par
une médication locale et générale, appropriée aux forces
réactives du blessé, et surtout par des topiques convenables,
pour maintenir la plaie dans un état d'excitation suffisante
au développement des bourgeons charnus. Les chlorures
de soude et de chaux, par leurs propriétés légèrement excitantes et antiputrides, m'ont paru les plus convenables :
on les concentre plus ou moins, on les applique avec des
plumasseaux de charpie que l'on change deux fois par jour,
ou qu'on laisse en place et que l'on arrose plusieurs fois
dans les vingt-quatre heures. Plus tard, on substitue aux
chlorures le vin aromatique pur ou additionné d'alcool
camphré. Lorsque la cicatrice se fait et marche régulièrement, on éloigne, on simplifie les pansements autant que
possible, et on surveille attentivement l'état général pour
prévenir une rechute et remplir les indications avec méthode
et en temps opportun.

Lorsqu'il est nécessaire de rapprocher les applications de perchlorure, il ne faut pas craindre d'enlever de suite la croûte, qui n'adhère au pourtour de la plaie que par dessiccation. Cette ablation immédiate est presque inoffensive et permet de juger de suite de la modification locale obtenue. Dans le commencement, je n'osais pas agir si rapidement ; n'étant pas fixé sur la nature de la croûte et sur son mode de formation, je faisais appliquer des cataplasmes pour la ramollir et la détacher : cette manière de faire était essentiellement mauvaise et inopportune ; les cataplasmes ne sont nullement nécessaires, ils sont même nuisibles par leur calorique et l'humidité qu'ils contiennent, ils ne peuvent que contrarier, affaiblir l'action du perchlorure ; il faut proscrire leur emploi en pareille circonstance, tonifier la plaie et ne pas la ramollir par des topiques chauds et humides.

Mais, quelle que soit l'efficacité du perchlorure de fer contre la pourriture d'hôpital, lorsque cette affection sévit dans les circonstances de guerre et d'encombrement, sous forme endémique ou épidémique, sur des blessés toujours plus ou moins épuisés, je répète qu'il y a intoxication de tout l'organisme, que l'état de la plaie n'est que la manifestation locale d'un état pathologique général qu'il faut combattre d'abord ; que la médication locale isolée réussira rarement, et seulement dans les cas légers ; que dans les cas graves, elle sera le plus souvent impuissante et insuffisante pour enrayer la marche de la complication, et empêcher l'aggravation de l'état général par la superposition des symptômes additionnels que développera la désorganisation locale ; avec le perchlorure, comme avec tous les autres moyens, il faut toujours commencer par le traitement général avant de recourir aux topiques ; et dans les cas graves, où la temporisation pourrait être compromettante, faire marcher ensemble le traitement interne et externe pour limiter le plus rapidement possible la désorganisation locale.

DE L'INFECTION PURULENTE.

Plusieurs fois j'avais observé une modification notable et très-avantageuse, quoique toujours incomplète et de courte durée, des surfaces traumatiques sur lesquelles on avait appliqué du perchlorure de fer comme hémostatique ; mais je n'en avais jamais tiré aucune induction théorique ni pratique, et je n'ai pensé à combattre l'infection purulente avec cet agent chimique qu'après avoir bien constaté son efficacité et son mode d'action contre la pourriture d'hôpital. Si j'avais pensé plus tôt à faire une analyse rigoureuse du mode d'intoxication purulente et de la marche de cette affection, qui se produisait journellement sous nos yeux, en débutant presque toujours d'une manière identique, en revêtant presque invariablement les mêmes formes, en produisant les mêmes lésions et entraînant presque inévitablement la même terminaison, il m'eût été facile d'entrevoir, dans les propriétés du perchlorure de fer, un agent très-efficace pour prévenir la pénétration du pus dans les voies circulatoires, ou pour l'arrêter avant la production des phénomènes généraux, assez graves pour rendre toute médication impuissante.

Malgré l'inconvénient et l'ennui des répétitions, comme, dans les deux états morbides, le mode d'intoxication est différent, pour bien faire comprendre les idées théoriques qui m'ont guidé dans l'emploi du perchlorure de fer contre la pyogénie, je dois, comme je l'ai fait pour la pourriture d'hôpital, rappeler les mauvaises conditions physiologiques de nos blessés, surtout de nos amputés, et décrire sommairement les différents modes d'intoxication qui ont été les plus fréquents et les plus évidents.

Presque tous nos blessés étaient profondément détériorés, anémiques et plus ou moins scorbutiques ; les fonctions plastiques étaient languissantes, les réactions nulles ou sans énergie, le travail éliminateur et réparateur d'une lenteur désespérante, qui, même dans les cas les plus heureux, les tenait longtemps sous la menace d'accidents très-graves. Toutes les plaies, mais surtout les vastes plaies, produites par des éclats de projectiles creux, par les biscaïens, les balles cylindro-coniques, ne fournissaient dans les premiers jours qu'un détritus grisâtre, noirâtre, abondant et très-fétide, qui devenait ensuite séro-purulent, dans les conditions les plus favorables, en conservant toujours une odeur, sinon fétide, au moins très-forte et très-dangereuse ; les surfaces traumatiques restaient livides, blafardes, saignantes ; la formation des granulations était toujours tardive, difficile et incomplète ; les bourgeons charnus restaient fongueux, d'un rouge livide, violacé ; la suppuration claire et séreuse, par suite de cet état atonique, très-difficile à modifier ; la cicatrisation marchait très-lentement, était souvent indéfiniment retardée et se faisait presque toujours d'une manière peu satisfaisante.

Nos amputés présentaient des conditions plus défavorables encore, par suite d'une dépression physique et morale plus forte, d'un plus grand ébranlement du système nerveux, d'un traumatisme plus grave et plus étendu, d'une suppuration d'aussi mauvaise nature, mais souvent plus abondante et plus prolongée : aussi ont-ils été plus particulièrement victimes de l'infection purulente ; la fièvre traumatique était presque toujours nulle ou trop faible pour marquer les débuts de la pyrexie qui, dans la grande majorité des cas, débutait d'une manière insidieuse, et ne se révélait par des symptômes caractéristiques que trop tardivement pour être combattue avec succès.

En France, la phlébite est la cause la plus ordinaire de l'infection purulente après les amputations ; dans les hôpitaux de Constantinople, elle a été très-rare ; et pendant l'été de 1855 jusqu'à la fin de la campagne, je suis sûr qu'elle n'a pas existé une fois sur dix. Le plus souvent, la phlébite était bornée à la veine principale du membre ; elle n'existait ordinairement que dans une petite étendue à partir de la plaie ; jamais elle n'a été très-intense et n'a présenté à l'autopsie des produits morbides aussi caractéristiques que ceux qui se rencontrent dans les conditions normales ordinaires ; elle n'a jamais existé que sur des hommes encore forts et en apparence bien conservés, susceptibles d'une certaine réaction inflammatoire.

Les vaisseaux lymphatiques étaient presque toujours très-développés, au moins doublés de volume ; leurs parois étaient épaisses, résistantes ; leur membrane interne d'un blanc mat, sans traces de pus. Ce développement anormal des vaisseaux lymphatiques, toujours très-prononcé dans le voisinage de la plaie, se continuait, quoique en diminuant peut-être un peu, jusqu'aux ganglions lymphatiques les plus rapprochés. Ceux-ci, presque toujours très-gonflés, rougeâtres à la périphérie, blancs ou grisâtres dans leur partie centrale, étaient fermes, consistants, non ramollis, jamais friables. L'altération des ganglions et des vaisseaux lymphatiques était beaucoup plus prononcée dans l'état chronique que dans l'état aigu, et presque toujours proportionnelle à la durée de l'affection.

Après les amputations dans la continuité suivies de mort, j'ai constamment trouvé à l'autopsie l'inflammation du canal médullaire plus ou moins prononcée, suivant la marche plus ou moins rapide de la pyrexie ; mais je n'ai jamais pu constater à l'œil nu l'inflammation des veinules du tissu osseux ; ni d'une manière bien distincte l'inflammation de la veine nourricière. L'inflammation du canal médullaire peut être sans doute primitive, ou se produire médiatement, comme je l'ai constaté après quelques désarticulations ; mais, comme je ne l'ai trouvée étendue et bien caractérisée qu'après les amputations dans la continuité réunies par première intention, je reste bien convaincu que, dans ce cas, elle a été consécutive à un mauvais état des parties molles des moignons, et produite par le contact d'un pus de mauvaise nature dans le fond de la plaie. Mais après avoir été l'effet d'une suppuration de mauvaise nature, elle devenait cause à son tour ; elle entretenait la plaie dans de mauvaises conditions, s'opposait à la cicatrisation, et maintenait les voies ouvertes à la pénétration du pus dans le sang. On ne peut sans doute pas nier d'une manière absolue que l'ostéo-myélite seule ne puisse produire l'infection purulente ; mais le fait doit être très-rare et le deviendra encore plus si l'on se donne la peine d'examiner

attentivement l'extrémité des vaisseaux veineux et lymphatiques après la mort.

Ainsi donc, par suite des conditions mauvaises dans lesquelles se trouvaient nos blessés et nos amputés ; par suite
de l'inertie des fonctions générales, de la lenteur des phénomènes de réparation ; par suite surtout de la fâcheuse
préférence que les chirurgiens de l'armée d'Orient ont don-
née à la réunion immédiate, le moignon restait engorgé,
pâteux, indolent, difficile à stimuler par les applications
locales ; il n'éprouvait pendant longtemps aucune modification, aucun travail de cicatrisation ; la suppuration restait abondante, séreuse et grisâtre ; elle s'écoulait difficilement au dehors et s'accumulait à la partie supérieure
de la plaie, où elle restait en contact prolongé avec l'extrémité de la moelle, dont elle déterminait la suppuration,
et avec l'orifice béant des veines et des vaisseaux lymphatiques, dans lesquels elle pénétrait mécaniquement,
comme elle remonte souvent en pareille circonstance dans
les gaînes tendineuses ou dans les interstices celluleux en
suivant les lois de migration, et se portant du côté où
elle rencontre le moins de résistance. Il faut bien admettre
cette pénétration mécanique du pus dans les veines, puisque
leur inflammation a été très-rare ; puisqu'à l'autopsie, nous
trouvions presque constamment leur orifice béant sans
traces de cicatrisation ni d'oblitération par des caillots
sanguins ; et surtout parce que je les ai souvent trouvées,
quoique parfaitement saines, remplies de matière purulente,
grisâtre, rougeâtre, jusqu'à une hauteur variable, d'où elle
était facilement entraînée par le courant des veines collaté-
rales.

Le développement des vaisseaux lymphatiques s'étant
rencontré à peu près constamment dans l'état aigu comme
dans l'état chronique, il est impossible de ne pas admettre
qu'ils ont concouru à la production de l'infection purulente, en charriant le pus en nature, ou seulement quelques-uns de ses éléments. Mais je n'oserais affirmer que
ce développement, évidemment pathologique, fût le résultat d'un état inflammatoire susceptible de produire la suppuration, parce que je n'ai jamais trouvé de pus dans leur

intérieur, et surtout parce que, pendant la vie, on n'observait jamais les traînées rougeâtres, linéaires, douloureuses au toucher, qui caractérisent la véritable lymphangite. Je crois qu'il était simplement le résultat de l'action irritante des matières purulentes prises à la surface de la plaie, une simple hypertrophie morbide.

La marche de l'infection purulente m'a toujours paru présenter, surtout dans l'état chronique, deux périodes bien distinctes, mais d'une durée variable : la première, période d'intoxication, de pyoémie, dans laquelle le pus pénètre plus ou moins rapidement, en plus ou moins grande quantité, dans les voies circulatoires, et imprime au sang des modifications profondes qui se traduisent par des troubles fonctionnels spéciaux, caractéristiques et toujours identiques, quoique plus ou moins tranchés, tels que pâleur de la face, indifférence, hébétude, somnolence, absence de douleurs vives, inertie de toutes les fonctions, faiblesse et mollesse du pouls, sécheresse et aridité de la peau, absence de symptômes gastro - intestinaux, souvent quelques symptômes pectoraux très-appréciables, quoique légers ; sueurs nocturnes légères, peu fortes, sans frissons. La seconde, période de manifestation purulente, période d'état, dans laquelle tous les symptômes graves caractéristiques de l'affection se développent rapidement et amènent le plus souvent une terminaison fatale. Enfin, d'après la nature et l'intensité des symptômes, la durée de l'affection et l'absence des lésions métastatiques, il faut admettre une troisième forme qui se rapproche de l'infection putride, mais qui ne produit jamais de phénomènes gangréneux ; c'est une forme transitoire, ayant son importance théorique et pratique, et qui me semble de nature à rapprocher deux états pathologiques constitués par le même élément morbide, l'altération du sang consécutive à une surface traumatique suppurée. Cette séparation toute classique de deux affections ayant pour résultat le même élément morbide ne me paraît pas suffisamment justifiée par la différence des causes, de la marche et de l'intensité des symptômes, même par l'absence ou la différence des lésions anatomo-pathologiques ; car, dans les deux cas, les indications fondamentales sont les mêmes et réclament des moyens thérapeutiques identiques.

D'après des faits nombreux longuement et bien observés, je crois pouvoir affirmer que les deux périodes de l'infection purulente ont été le plus souvent bien caractérisées sur nos blessés ; qu'elles existent, sinon toujours, au moins le plus souvent, et qu'il est très-important d'en tenir compte dans la pratique. L'altération du sang, qui est le phénomène initial de la pyoémie, se fait rarement d'une manière subite, surtout dans les mauvaises conditions hygiéniques et organiques, mais le plus souvent d'une manière lente et progressive, sans refroidissement appréciable et surtout sans frissons. Ceux-ci semblent annoncer, en quelque sorte, la saturation et la réaction de l'organisme, mais ils ne sont pas caractéristiques de la formation des abcès métastatiques, et encore moins pathognomoniques de leur existence et de leur ramollissement : aussi ne faut-il jamais attendre leur manifestation pour agir, et agir encore lorsqu'ils sont déclarés.

Lorsque la pourriture d'hôpital et l'infection purulente marchent parallèlement et sévissent sur des blessés qui ont été soumis aux mêmes influences débilitantes, qui se trouvent dans les mêmes conditions hygiéniques, qui sont atteints des mêmes lésions, qui ont subi les mêmes opérations, qui présentent des symptômes préliminaires, sinon parfaitement semblables, au moins très-analogues, chez lesquels l'imminence morbide n'a rien de spécial, un diagnostic précis est très-important, mais n'est pas toujours facile. Malgré la similitude de plusieurs symptômes, la ressemblance de quelques autres, par l'absence de quelques-uns, il sera presque toujours possible, par une observation attentive et l'analyse rigoureuse des phénomènes morbides, d'établir un diagnostic différentiel positif, de suivre la marche isolée des deux affections et de saisir le moment où elles vont se manifester par leurs symptômes caractéristiques. Dans la pourriture d'hôpital, il y a prédominance des symptômes gastriques, et presque toujours absence complète de symptômes pectoraux ; dans l'infection purulente, au contraire, les symptômes pectoraux prédo-

minent, sont primitifs, et les symptômes gastro-intestinaux
consécutifs, beaucoup moins intenses et différents par leur
début, leur marche et leur nature.

Malgré les difficultés chimiques incontestables que comporte le diagnostic différentiel de ces deux affections, il est
important de l'établir le plus promptement possible, pour
agir avec certitude et chances de succès, parce que les indications premières ne sont pas les mêmes. Dans la pourriture d'hôpital, le traitement général interne doit passer
en première ligne ; et si l'on arrive à temps, il sera souvent possible de prévenir la manifestation locale, ou de la
combattre avec plus de facilité, avec un succès assuré et
rapide. Dans la pyoémie, au contraire, il faut commencer
par le traitement local, pour tarir la source de l'infection
avant de penser à favoriser l'élimination des produits morbides qui ont pénétré dans l'économie ; car sans cette condition préliminaire indispensable, le traitement interne est
impuissant, ne peut qu'affaiblir les malades en pure perte,
et précipiter la marche des accidents.

S'il est toujours utile et le plus souvent possible d'établir un diagnostic exact, il faut convenir pourtant que quelquefois la chose est difficile, et que souvent les présomp-
tions remplaceront la certitude. Mais, dans ces cas douteux,
il ne faut pas attendre l'apparition des symptômes caractéristiques pour agir ; il faut précipiter la médication locale
et générale pour combattre les lésions existantes ; prévenir
celles qui sont possibles et presque certaines, si on n'arrête pas la cause dans la production de ses effets. Quelle
que soit la nature de l'imminence morbide en pareille circonstance, le succès sera presque assuré malgré l'incertitude d'un diagnostic absolu, parce que, dans le cas de pourriture, le traitement général agira efficacement ; dans le cas
de pyoémie, il aura peu d'inconvénients, et que dans l'un
comme dans l'autre, le traitement local employé en temps
opportun jouira d'une grande puissance d'action prophylactique.

Le traitement de l'infection purulente dans toutes les
circonstances possibles, bonnes ou mauvaises, repose sur
trois indications générales bien formulées par M. Sédillot.

mais fort difficiles à remplir convenablement avec les ressources thérapeutiques dont la chirurgie dispose actuellement.

1° *Prévenir les causes de la pyoémie.* — Toute suppuration, si minime qu'elle soit, pouvant devenir le point de
départ de la pyoémie, doit être prévenue comme le moyen
prophylactique le plus sûr. Jusqu'à présent, l'observation
ayant démontré qu'une plaie suppurée est l'antécédent
obligé de l'infection purulente, il faut, après toute opération sanglante, faire en sorte d'empêcher la formation du
pus, ou de tarir le plus tôt possible le foyer purulent lorsqu'il existe, en activant le travail de cicatrisation. Dans les
conditions hygiéniques et climatériques favorables, sur des
hommes doués d'une grande vitalité, de beaucoup de plasticité, ce but est souvent atteint par les seuls efforts de
l'organisme ; mais dans les conditions opposées, dans les
circonstances de guerre surtout, où l'on a presque constamment à lutter contre l'encombrement et des organismes
épuisés, il faut peu compter sur les guérisons spontanées
et très-peu sur les modificateurs hygiéniques, alimentaires
et thérapeutiques généraux ; la médication locale sera la
seule possible , et devra commander les dispositions nécessaires pour la rendre facile et efficace. Si l'on ne peut
compter sur la réussite de la réunion immédiate, il faudra
la rejeter d'une manière absolue ; donner la préférence à la
réunion médiate, maintenir les lambeaux écartés , laisser
une large voie à l'écoulement des matières purulentes, favoriser leur absorption continue par des pièces de pansement renouvelées aussi souvent que le comportent la quantité
et la qualité de la suppuration, pour l'empêcher de rester
en contact avec l'orifice des vaisseaux divisés qu'elle peut
irriter, et dans lesquels elle pénètre souvent mécaniquement. Lorsque la plaie doit suppurer, il faut activer la
formation du pus pour précipiter la marche de cette première période, qui est souvent la plus insidieuse et la plus
dangereuse. Lorsque le 'travail de cicatrisation languit,
lorsqu'il est enrayé par de mauvaises conditions organiques
et hygiéniques, il faut au plus tôt changer ces dernières, si
c'est possible, modifier l'organisme par une médication

'6

générale appropriée, et agir de suite sur la surface traumatique par des topiques capables de hâter la formation
des granulations qui fermeront définitivement l'orifice des
vaisseaux divisés, préviendront leur inflammation, et ren-
dront impossible le passage du pus dans le sang.

Les applications topiques sur les plaies ont pour but de
maintenir les surfaces traumatiques dans une vitalité convenable, de ranimer celle-ci lorsqu'elle faiblit, ou de la provoquer lorsqu'elle fait défaut. Si le digestif simple, le styrax,
l'onguent basilicon, le jus de citron, les acides étendus, la
teinture d'iode, l'alcool camphré, le vin aromatique, les chlorures alcalins, etc., sont suffisants dans les conditions normales, réussissent quelquefois sur les plaies simples, superficielles, dans les conditions contraires, l'expérience nous a
prouvé leur complète insuffisance contre les cas graves et surtout sur le moignon des amputés ; il ne faut pas compter
sur eux et recourir de suite à des moyens plus énergiques.

2° *Arrêter la pénétration du pus dans le sang en cas de
pyoémie déclarée.*—Lorsque la pyoémie est déclarée, quelle
que soit la voie par laquelle le pus a pénétré dans le sang,
ce qu'il n'est pas toujours possible de reconnaître *à priori*,
il faut de suite mettre à découvert toutes les surfaces suppurantes en séparant violemment les lambeaux, si la plaie
a été réunie par première intention, faire les débridements
nécessaires pour ouvrir une large issue au pus, découvrir
tous les foyers de suppuration pour avoir la facilité de porter partout les topiques convenables. En pareille circonstance, il ne faut pas de demi-mesures, il faut agir promptement et énergiquement, parce que, dans les pyoémies
déclarées et en apparence les plus graves, on pourra encore réussir souvent, mais non avec les topiques précédemment indiqués, qui, à cette période du mal, sont parfaitement insuffisants et complétement inutiles ; il faut alors
recourir à des moyens puissants, d'une énergie propor-
tionnée à la gravité du mal qu'il s'agit de combattre. L'indication la plus urgente est de suspendre la pénétration
du pus dans les voies circulatoires. Pour obtenir ce résultat, M. *Bonnet* a proposé de supprimer la suppuration en
convertissant, au moyen du fer rouge, les membranes pyo-

géniques en escarres, afin d'arrêter l'intoxication, et d'empêcher l'aggravation des symtômes généraux. Ce moyen énergique, tout au plus infaillible en théorie, ne l'est malheureusement pas en pratique dans les cas graves où son intervention serait le plus utile : il est d'une application prompte et facile sur les surfaces traumatiques superficielles et circonscrites ; il devra réussir souvent lorsque son action sera secondée par des conditions hygiéniques et organiques favorables ; mais il est d'une application difficile et incertaine sur les plaies obliques et sinueuses, presque impossible et dangereux dans les anfractuosités d'une plaie d'amputation. Malgré l'imposante autorité de M. Bonnet, je n'ai jamais osé employer le cautère actuel en pareille circonstance, parce que la cautérisation, pour être utile, doit être complète et profonde, but qu'on n'est jamais sûr d'atteindre, parce qu'elle peut déterminer des complications fâcheuses, difficiles à combattre, et très-compromettantes pour le patient et pour l'opérateur. Dans ce cas, je crois qu'il est beaucoup moins important et moins sûr de détruire les surfaces sécrétantes que de modifier profondément les tissus qui fournissent la suppuration.

M. Sédillot, partant du principe que le pus est porté le plus ordinairement dans la circulation par les veines enflammées, propose l'oblitération des vaisseaux, résultat auquel on arrive, dit-il, assez facilement, par des traits ou des pointes de feu suffisamment multipliées. La théorie qu'il donne des effets produits par le cautère actuel en pareille circonstance ne me paraît pas très-rassurante, et la prétention d'emprisonner le pus dans les caillots, de substituer une phlébite oblitérante à une phlébite suppurée, ne me paraît pas suffisamment démontrée par l'expérience, pour légitimer la confiance qu'il accorde à ce moyen. Si l'on obtient ce résultat dans des conditions favorables sur les blessés doués d'une grande vitalité, d'une forte plasticité, dans les conditions contraires, dans celles où nous étions en Orient, les cautérisations ponctuées ont constamment échoué, et si je me retrouvais dans les mêmes circonstances, je ne voudrais pas même en recommencer l'essai, parce que, dans les cas rares où l'on déterminera la formation de

6.

caillots passifs, l'oblitération ne sera que temporaire, parce que l'orifice des veines restant béant, la voie reste ouverte à l'intoxication.

Modifier l'état des surfaces en suppuration et des tissus sous-jacents est l'indication capitale, la plus rationnelle et la plus urgente, qu'il faut se hâter de remplir pour favoriser le travail de cicatrisation, qui, une fois bien établi et convenablement soutenu, arrêtera, moins rapidement peut-être que le fer rouge, mais beaucoup plus sûrement, la pénétration du pus dans le sang et tous les phénomènes d'intoxication. Mais la thérapeutique chirurgicale possède-t-elle les moyens nécessaires pour remplir sûrement cette indication fondamentale ? Je ne crains pas de répondre négativement, parce que je les ai employés à peu près tous, sous toutes les formes, en variant leur mode d'application, sans obtenir de résultats satisfaisants, et que d'autres, plus habiles que moi, n'ont pas été plus heureux.

Les topiques détersifs, astringents, irritants, caustiques, liquides, sont rationnellement indiqués et plus ou moins utiles, mais toujours insuffisants sur les surfaces traumatiques larges, profondes, anfractueuses ; ils ne méritent aucune confiance et ne peuvent que faire perdre un temps précieux, en inspirant une fausse sécurité par les modifications superficielles qu'ils produisent quelquefois.

Le vin aromatique pur, ou additionné d'alcool camphré, les décoctions de quinquina aiguisées ou non d'acide sulfurique ou de tout autre équivalent chimique, le styrax, l'onguent basilicon, le vésicatoire, les solutions de sulfate de cuivre, de sublimé, d'azotate de mercure, d'argent, la teinture d'iode, ont, suivant leur mode d'application, une action peut-être plus énergique que les moyens précédemment énumérés : ils peuvent bien modifier momentanément les surfaces sécrétantes, mais ils sont incapables de produire une modification vitale suffisante pour changer la nature des produits de sécrétion morbide ; incapables surtout, dans les cas graves, dans les conditions mauvaises, de déterminer rapidement la formation de la membrane granuleuse, le travail de cicatrisation, qui seul peut enrayer la marche de la pyoémie. Il faut, en pareille circonstance, un modificateur énergique et une modification complète, sans lesquels tout succès durable est impossible.

Le cautère actuel est, sans contredit, le modificateur le plus énergique que possède la thérapeutique chirurgicale ; mais, malgré son incontestable supériorité, il ne produit qu'une modification superficielle, peu durable, et qu'il faut souvent renouveler. Ses applications répétées nécessitent des préparatifs qui influencent péniblement le moral, qui chaque fois font perdre un temps précieux ; elles fatiguent et découragent les malades, elles finissent par détruire les tissus dans une profondeur qu'il n'est pas toujours prudent d'atteindre, et qu'il est souvent dangereux de dépasser. Sur des sujets de faible vitalité, sur des tissus engorgés, pâteux, indolents, l'action du cautère actuel, employé comme stimulant, reste superficielle, peu énergique, de courte durée ; elle ne pénètre pas suffisamment les tissus vivants ; elle ne détermine pas de réactions énergiques, et produit rarement une stimulation appropriée au travail de granulation et de cicatrisation. Malgré les nombreuses applications que j'en ai faites sur toute espèce de plaies, il n'a pas réussi une seule fois à suspendre la marche de la pyoémie bien déclarée ; il a produit des modifications passagères, plus ou moins profondes, plus ou moins durables, mais jamais radicales et complètes.

3° Après le traitement local, après avoir enrayé la marche de la pyoémie, il faut s'occuper de traiter les inflammations locales déterminées par la présence du pus dans le sang et les organes, faciliter l'élimination des principes toxiques introduits dans l'économie. Dans les conditions hygiéniques et organiques favorables, je regarde cette partie du traitement comme le plus souvent inutile ; dans les conditions contraires, où nous nous trouvions en Orient, elle a été constamment nuisible. Mais comme la médication interne est en dehors du but que je me suis proposé, je n'ai point à discuter l'action ni la valeur des différents moyens qu'elle emploie.

Le traitement préventif de la septico-pyoémie, ou infection putride, est le même que celui de l'infection purulente ; lorsqu'elle est déclarée, il faut encore la combattre par les mêmes moyens, et enrayer ses effets en détruisant le plus tôt possible le foyer d'infection qui fournit les éléments toxiques, ou modifier convenablement les surfaces sécrétantes et leurs produits. Malheureusement, tous les agents de la thérapeutique n'ont pas une action plus énergique et plus certaine contre l'infection putride que contre l'infection purulente.

Une expérience journalière, continuée pendant dix-huit mois, dans des conditions générales et individuelles aussi mauvaises qu'elles peuvent se présenter en campagne, nous ayant longuement démontré la complète et constante insuffisance des moyens communément employés contre l'infection purulente, il était bien permis et très-important de chercher un agent plus actif que ceux dont dispose la thérapeutique chirurgicale pour combattre une affection qui a été la principale cause de mort pour nos blessés et surtout pour nos amputés. J'espère que les observations suivantes suffiront pour prouver que le perchlorure de fer possède, contre l'infection purulente, une puissance d'action bien supérieure à celle de tous les moyens connus, et qu'il pourra rendre de très-grands services dans les cas de pyoémie et d'infection putride; parce qu'il est d'une application simple et facile dans tous les cas donnés, sur toute espèce de plaies, sur toute espèce d'organes et de tissus, n'ayant aucune action caustique ni destructive, comme je crois l'avoir démontré précédemment.

PREMIÈRE OBSERVATION.

Coup de feu au pied gauche ; pourriture d'hôpital arrêtée ; récidive ; insuccès de plusieurs moyens, du perchlorure de fer et du cautère actuel ; amputation de la jambe au lieu d'élection : commencement de résorption purulente arrêtée par le perchlorure de fer.

Le nommé Bernard (Charles), sergent au 1er régiment de grenadiers de la garde impériale, âgé d'une trentaine d'années, d'une constitution sèche, nerveuse, s'étant toujours bien porté en Crimée jusqu'au moment de sa blessure, reçut, le 8 septembre 1855, à la prise de Malakoff, une balle à la partie interne du pied gauche, qui pénétra au niveau du scaphoïde, et s'arrêta sous la peau, au-dessus de la malléole interne, où elle fut extraite par une contre-ouverture. La blessure de ce sous-officier paraissant peu grave et d'une guérison facile, il fut gardé à l'ambulance. Quinze jours après, la pourriture d'hôpital se déclara dans la contre-ouverture et fut arrêtée avant d'avoir beaucoup agrandi la plaie. L'ouverture d'entrée guérit assez facilement et sans aucune complication; mais, malgré des soins méthodiques, on ne put obtenir la cicatrisation de la contre-ouverture.

Dans les premiers jours de novembre, la pourriture d'hôpital reparut dans la contre-ouverture, ne put être arrêtée, fit des progrès lents, mais continus, qui nécessitèrent l'évacuation du blessé sur Constantinople, où il entra à l'hôpital de Dolma-Bagtché le 5 décembre, dans la soirée.

Le 6, le blessé présente les symptômes suivants : figure pâle, décolorée, sans animation, avec prostration et découragement, amaigrissement prononcé, mollesse et flaccidité des chairs, peau sèche et rugueuse, légère céphalalgie sus-orbitaire presque continue, pouls fébrile, fréquent, assez développé; respiration libre, facile, tout à fait normale, sans aucune douleur thoracique, sans toux ni expectoration ; langue effilée, un peu rouge à la pointe et sur les bords, couverte d'un enduit muqueux, jaunâtre ; inappétence ; soif modérée ; tension de la région épigastrique ; ventre chaud et un peu tendu ; selles rares, difficiles ; urines rouges, peu abondantes ; peu de sommeil depuis plusieurs jours ; pas de frisson ; pas de sueurs nocturnes ; au-dessus de la malléole interne gauche existe une plaie irrégulièrement ovalaire de haut en bas, de la largeur de la paume de la main, couverte de matières pulpeuses, grisâtres, sanieuses, à bords ulcérés, irréguliers, engorgés et décollés tout autour, dans l'étendue de deux à trois millimètres ; cette plaie cause des douleurs vives et brûlantes ; toute la partie inférieure de la jambe et le pied sont assez fortement engorgés, et le siége de douleurs obtuses, profondes, avec élancements et soubresauts parfois très-pénibles ; les mouvements du membre sont très-douloureux et l'immobilité forcée.

Malgré une médication interne active et soutenue, malgré deux applications de perchlorure, qui n'ont produit chaque fois qu'une amélioration passagère et de courte durée, malgré une application énergique du cautère actuel, l'état général ne s'est pas amélioré ; la plaie s'est agrandie de plus en plus, a fini par couvrir toute la malléole interne et toute la partie antéro-interne de l'articulation tibio-tarsienne, qui est devenue très-gonflée et très-douloureuse.

Le 28, le blessé est dans un état de prostration extrême, pâle, décoloré et très-amaigri ; la peau est presque constamment moïte et froide ; le pouls petit, filiforme, fréquent et précipité ; les organes respiratoires ne présentent rien de pathologique ; le tube digestif semble en assez bon état, mais l'appétit est nul, la soif peu forte, avec répugnance extrême pour les boissons sucrées ; le sommeil est agité, de courte durée, fatigant par les rêvasseries et les élancements qu'il détermine. La plaie, qui a plus que doublé d'étendue depuis l'arrivée à l'hôpital, est grisâtre, un peu fongueuse, et commence à se recouvrir de matières pulpeuses ; ses bords sont toujours durs, engorgés, ulcérés et décollés.

Le 29, je pratique l'amputation de la jambe à sa partie supérieure par la méthode circulaire, suivie de la réunion médiate. — Les parties molles et les os étaient parfaitement sains, au point de section ; mais le périoste du tibia était épaissi et induré dans toute l'étendue de la plaie ; malgré l'intégrité des ligaments et de la capsule synoviale, l'articulation tibio-tarsienne contenait déjà une grande quantité de sérosité purulente avec forte injection de la séreuse. — Toute la journée, douleurs assez vives dans le moignon, moins fortes dans la nuit ; peu de sommeil.

Le 30 au matin, peu de douleur dans le moignon, mais le blessé est triste et dans une prostration extrême ; il n'y a pas de toux, pas d'expectoration ; la respiration est calme, facile et normale ; la langue est toujours rouge, la bouche moins pâteuse, l'appétit nul.

Le 31, mieux sensible, bien que la prostration soit encore très-grande ; douleurs presque nulles dans le moignon, qui est sans chaleur et sans gonflement ; pas d'appétit prononcé, mais désir d'aliments ; soif moins forte, assez bien

toute la journée ; dans la nuit, sommeil léger, avec rêvasseries fatigantes et moiteur.

Le 1er janvier 1856, malaise général, tristesse, abattement
extrême, air inquiet et morose ; yeux brillants, regard
animé, peau chaude, sèche et rugueuse ; pouls fréquent,
faible et précipité, respiration un peu accélérée, sans toux,
sans expectoration ; peu de soif, inappétence complète ;
selles difficiles, urines rares et rouges. En levant le premier
appareil, il s'écoule une médiocre quantité de sérosité
grisâtre ; le moignon n'est pas tuméfié, mais les lèvres de
la plaie sont pâles et très-sensibles ; toute la journée, continuation du malaise ; dans la nuit, peu de sommeil, fréquemment interrompu par des secousses douloureuses qui
se font ressentir jusqu'à l'extrémité des orteils ; moiteur
plus forte.

Le 2, continuation du malaise et de la prostration ; pouls
toujours fébrile, faible et concentré ; respiration assez
fréquente, mais facile ; un peu de toux sans expectoration,
peu d'appétit, peu de soif, ventre tendu ; constipation qui
résiste à un lavement émollient ; la plaie du moignon
fournit une assez grande quantité de sérosité grisâtre, très-
liquide ; le pansement est difficile et douloureux. Dans la
journée, secousses fréquentes et douloureuses dans le
moignon, que l'on est obligé de fixer avec une bande dans
la nuit ; peu de sommeil, sueur assez forte.

Le 3, les secousses sont moins fortes et beaucoup moins
fréquentes ; le ventre, toujours tendu et ballonné, s'affaisse
après deux évacuations produites par un lavement laxatif ;
assez bien toute la journée, nuit assez calme, peu de sommeil, encore un peu de sueur.

Le 4, le blessé n'accuse aucune douleur vive, mais la
plaie est toujours sensible et grisâtre dans toute son étendue ;
la suppuration abondante et séreuse, la toux peut-être un
peu plus fréquente, avec légère expectoration muqueuse,
blanchâtre ; la respiration n'est pas accélérée, le murmure
vésiculaire, quoique faible, s'entend partout ; dans la soirée,
quelques frissons vagues, irréguliers, avec refroidissement
des extrémités, qui paraissent légèrement cyanosées ; nuit
mauvaise, sueur plus forte.

Le 5, aggravation marquée de tous les symptômes; agitation, irascibilité extrême, vives préoccupations, pâleur livide de la face et des muqueuses : du côté du moignon, secousses fréquentes et douloureuses; légère tuméfaction des lambeaux, suppuration moins abondante, toujours séreuse et grisâtre; la langue est un peu sèche, la soif plus forte; la toux est un peu plus fréquente, avec expectoration toujours muqueuse et blanchâtre; mais la respiration reste facile, bien qu'un peu accélérée; pansement avec un tampon de charpie imbibée de perchlorure de fer très-étendu, porté jusqu'au fond de la plaie; il produit des douleurs vives pendant une heure. Dans la journée, mieux sensible, diminution progressive des secousses et des élancements, nuit assez calme, un peu de sommeil, beaucoup moins de sueur.

Le 6, mieux prononcé, pouls encore un peu fréquent, mais bien développé; respiration calme, parole sonore et facile, peu de soif, ventre souple, appétit; écoulement par la plaie d'une assez grande quantité de liquide noirâtre, complétement inodore; pansement avec le perchlorure de fer presque pur, suivi de douleurs très-vives, qui vont ensuite en diminuant, et ne cessent complétement qu'à deux heures après midi; bien tout le restant de la journée, malgré quelques secousses légères très-peu douloureuses; nuit très-bonne, sommeil calme et prolongé, pas de sueur.

Le 7, grande amélioration locale et générale; la peau est douce, souple et légèrement humide; le pouls bien développé, la respiration calme, la toux moins fréquente, moins forte, l'expectoration presque nulle, la figure est épanouie; le blessé éprouve un grand sentiment de bien-être, il est presque gai, toute la surface de la plaie est recouverte d'une croûte jaunâtre, striée, peu épaisse, peu consistante, mais assez dure par places, avec écoulement noirâtre, abondant; le gonflement du moignon est complétement dissipé, la plaie à peine sensible.

Le 8 et le 9, l'amélioration se soutient, la croûte se détache; la plaie, rouge, vermeille, déjà un peu granuleuse, donne une suppuration plus épaisse, blanchâtre, peu abondante. Malgré tous ces signes favorables, la toux persiste, le pouls est encore fréquent, peu développé; le blessé reste triste, inquiet, morose; l'appétit ne se prononce pas, les selles sont toujours difficiles, les urines peu abondantes, le sommeil léger, de courte durée, peu réparateur; la moiteur recommence.

Le 10, la peau redevient sèche et rugueuse, le pouls fréquent et concentré; la toux et l'expectoration augmentent, la plaie est moins rouge, plus sensible; la suppuration plus séreuse, le moignon sensiblement gonflé; la nuit est moins bonne et la sueur assez forte.

Le 11, malaise, prostration, découragement, inappétence complète, sécheresse de la bouche, soif assez vive, pouls fébrile, peau chaude et aride; la plaie est pâle, grisâtre; la suppuration séreuse, le moignon plus gonflé; pansement avec le styrax. Dans la journée, à plusieurs reprises, frissons vagues, irréguliers, avec refroidissement sans transpiration. Dans la nuit, agitation, pas de sommeil, sueur le matin.

Le 12, aggravation de tous les symptômes, respiration sensiblement accélérée, parole faible et précipitée; aucune douleur thoracique ni abdominale. Comme le malade me semble très-faible et redoute beaucoup la douleur, je panse la plaie avec un plumasseau imbibé de perchlorure très-étendu, qui produit des douleurs assez vives, mais de courte durée; dans la journée, mieux sensible, nuit plus calme, un peu de sommeil, sueur peu forte.

Le 13 et le 14, malgré la faible action de la dernière application de perchlorure, le mieux se soutient, la plaie est plus animée, un peu rouge, la suppuration moins séreuse et inodore : pansement avec le chlorure de soude.

Le 15 au matin, état général mauvais, irascibilité extrême, anxiété, teinte livide et terreuse de la face, peau toujours sèche et rugueuse; pouls faible et fréquent, parole brève, difficile; toux assez fréquente, avec expectoration blanchâtre, ventre un peu météorisé; atrophie du moignon dont la plaie est sèche, douloureuse, et la suppuration presque nulle; le blessé est si faible et si irritable, mes convictions si fort ébranlées, que je n'ose pas essayer une nouvelle application de perchlorure : pansement avec la pommade épispastique, étendue sur une compresse portée jusqu'au fond de la plaie, et la recouvrant dans toute son étendue. Une heure après, douleur assez forte, mais de courte durée; le soir, frissons peu forts, mais prolongés, avec refroidissement général et secousses dans le moignon ; ensuite réaction difficile et sueur peu abondante, qui dure presque toute la nuit ; peu de sommeil, seulement le matin, avec rêvasseries fatigantes.

Le 16, au matin, état général très-fâcheux. Prostration ; découragement complet et aggravation de tous les autres symptômes. La plaie est grisâtre, noirâtre par places, avec quelques points œdématiés, comme vésiculeux ; la suppuration, plus abondante, très-séreuse, exhale une forte odeur de cantharides ; les lambeaux sont un peu engorgés et sensiblement rétractés ; l'extrémité du tibia est noire et un peu fongueuse au centre, mais le périoste ne paraît pas décollé. L'action du vésicatoire ayant été trop faible et trop peu prolongée, n'a pas arrêté la marche de l'affection ; l'état du blessé empirant rapidement, il consent à essayer une troisième fois le moyen qui, deux fois déjà, a produit une amélioration marquée, mais qui, malheureusement, n'a pas été soutenue. Pansement à fond avec un plumasseau de charpie imbibé de perchlorure pur, suivi d'une douleur très-vive pendant trois quarts d'heure, qui diminue ensuite et ne disparaît complétement que vers trois heures après midi : calme tout le restant de la journée. Le soir, encore quelques frissons de courte durée, sans refroidissement prononcé; un peu de sommeil dans la nuit; moiteur à peine sensible.

Le 17, il y a une très-grande amélioration locale et générale, qui depuis ce moment a été continue et progressive. Mais, en garde désormais contre une nouvelle rechute, et malgré les appréhensions et les répugnances du malade, j'ai fait renouveler tous les deux jours l'application du perchlorure, en diminuant successivement son degré de concentration. La toux et l'expectoration, qui n'ont jamais été ni fortes ni abondantes, ont mis beaucoup de temps à disparaître complétement; mais les fonctions digestives se sont ranimées rapidement; la réparation des forces a marché vite.

Dans les premiers jours de février, il y a eu des symptômes d'embarras gastrique avec constipation résultant probablement d'une alimentation trop substantielle et trop précipitée ; ils ont cédé facilement et rapidement à l'administration d'un éméto-cathartique.

Le 13 février, ce sous-officier a été évacué sur France dans un état général et local très-bon, bien que la plaie fût encore loin d'une cicatrisation complète ; mais il était urgent de le soustraire aux influences du typhus qui, à cette époque, sévissait fortement dans les hôpitaux de Constantinople.

Au moins de décembre suivant, j'ai retrouvé à Courbevoie le sergent Bernard complétement guéri de son amputation, jouissant d'une excellente santé, et attendant la liquidation de sa pension de retraite.

Cet amputé est le premier sur lequel j'ai osé employer le perchlorure de fer pour combattre une pyoémie bien caractérisée, qui aurait été inévitablement et rapidement mortelle, comme je l'avais observé si souvent sur un grand nombre d'autres. Bien que le résultat définitif ait été aussi satisfaisant que possible, il a été très-douloureusement acheté et très-péniblement obtenu, parce que j'ai procédé avec une circonspection et une timidité qui ont failli être préjudiciables au blessé. En précipitant les applications premières, en concentrant davantage la liqueur employée, en soutenant l'amélioration produite, les accidents eussent été promptement enrayés, la somme des douleurs thérapeutiques moindre, et la durée du traitement abrégée de beaucoup. Malgré les inconvénients de ce premier essai, je me suis félicité d'avoir osé, parce qu'il m'a prouvé, d'une manière positive, l'efficacité et la puissance d'action du perchlorure de fer contre la pyoémie consécutive aux amputations, et la possibilité de la combattre facilement par ce moyen, dont le seul inconvénient est de produire des douleurs vives, mais qui sont largement compensées par le sentiment de bien-être qui leur succède. Rassuré désormais contre les inconvénients de cet agent, et bien convaincu de ses avantages, j'ai procédé depuis avec plus d'assurance ; j'ai régularisé le mode d'application, abrégé

la somme des douleurs et la durée du traitement, comme le
prouveront les deux observations suivantes.

DEUXIÈME OBSERVATION.

*Large ulcère fongueux à la partie externe et postérieure
de la face dorsale du pied droit, compliqué de pourriture
ulcéreuse mal caractérisée; arthrite tibio-tarsienne consécutive. Amputation de la jambe. Accidents d'infection
purulente arrêtés par le perchlorure de fer. Récidive intense et rapidement mortelle.*

Le nommé Perrin (Dominique), caporal au 79e de ligne,
engagé volontaire, âgé de 24 ans, d'un tempérament lymphatico-sanguin, d'une constitution primitivement bonne,
actuellement détériorée par les fatigues et l'affection scorbutique, fut évacué de Crimée sur Constantinople, et entra
à l'hôpital de Dolma-Bagtché le 7 janvier 1856.

Ce malade est atteint depuis vingt jours d'un large ulcère
fongueux, scorbutique, sur la partie externe de la face dorsale du pied droit, s'étendant en arrière jusqu'à la malléole
péronière. Cet ulcère a débuté par une pustule qui a creusé
et s'est agrandie rapidement sans causer de douleurs vives.
La plaie est actuellement fongueuse, très-boursouflée, couverte de matières sanieuses, noirâtres, caséeuses, se déta-
chant par morceaux; elle fournit une abondante sécrétion
de sérosité sanguinolente, très-fétide; ses bords sont gonflés, indurés et ulcérés; tout le pied est fortement œdématié, et l'engorgement remonte jusqu'au-dessus des malléoles; l'articulation tibio-tarsienne est douloureuse; le
déplacement du pied très-difficile et très-pénible pour le
blessé; le moral est énergique, mais l'état général très-
mauvais, l'amaigrissement très-prononcé, les chairs molles
et flasques. La figure est pâle, terreuse; la peau sèche,
rugueuse et aride; les muqueuses blanchâtres et livides;
les gencives ne sont ni gonflées ni ulcérées, et cependant
un peu saignantes; sur les extrémités inférieures existent
quelques taches scorbutiques. Le pouls est mou, dépressible, assez fréquent et peu développé; la respiration est
libre, facile, sans toux ni expectoration; l'appétit est encore

bon quoique peu prononcé ; les digestions faciles, sans constipation ni diarrhée ; les nuits assez calmes, bien que le sommeil soit fréquemment interrompu par des élancements douloureux : alimentation convenable ; toniques à l'intérieur ; pansement avec l'eau chlorurée.

Les jours suivants, la plaie continue à s'agrandir. Le 11, au matin, l'articulation tibio-tarsienne est gonflée, très-douloureuse, avec céphalalgie, chaleur, fièvre forte et sueur depuis la veille ; le blessé est triste, abattu, accuse des douleurs sourdes et profondes dans tout le membre, plus vives dans le pied. Comme la constitution est fort détériorée, l'arthrite intense et nos salles encombrées de typhiques, je crois prudent de recourir de suite à l'amputation de la jambe, qui est pratiquée à trois heures du soir par la méthode circulaire suivie de la réunion médiate. (Toutes les articulations de la région tarsienne étaient malades, l'articulation tibio-tarsienne était déjà remplie de sérosité purulente blanchâtre.)

Les jours suivants tout marche bien et régulièrement. Douleurs peu fortes ; gonflement médiocre du moignon ; appétit plus prononcé ; selles spontanées, assez régulières ; nuits bonnes ; sommeil calme, prolongé, sans moiteur ; mais le teint reste pâle, décoloré ; la peau sèche, rugueuse ; le pouls mou, assez fréquent ; la suppuration séreuse, grisâtre et abondante.

Le 16 et le 17, le blessé mange avec appétit le quart complet. Le 17, dans la soirée, malaise général, refroidissement, frissons vagues, irréguliers et prolongés ; toux sèche, saccadée, sans expectoration ; élancements dans le moignon ; nuit agitée ; pas de sommeil ; un peu de sueur.

Le 18, prostration ; facies crispé ; œil brillant et animé ; douleurs vagues ; pouls fréquent, filiforme ; respiration accélérée ; peau chaude et sèche ; toux fréquente, peu forte, sans expectoration ; langue blanchâtre ; inappétence complète ; peu de soif ; secousses et douleurs lancinantes dans le moignon, qui est très-sensible à la pression et un peu gonflé ; suppuration toujours séreuse, grisâtre et moins abondante ; la plaie est pâle, d'un gris ardoisé. Pansement avec le perchlorure de fer presque pur porté sur l'extrémité de l'os.

Douleurs excessives, avec plaintes vives et pleurs pendant une demi-heure ; elles diminuent ensuite et ne cessent que plusieurs heures après ; les élancements disparaissent ; les symptômes généraux tombent assez rapidement. Le soir, pas de frissons. Dans la nuit, calme et sommeil ; pas de sueur ; seulement une légère moiteur.

Le 19, état général satisfaisant, bien qu'il existe encore quelques secousses dans le moignon, mais peu fortes et peu douloureuses ; plus de gonflement ; écoulement abondant de matières noires ; la plaie est ranimée et déjà un peu rougé ; le blessé accuse de l'appétit et demande des aliments. Pansement avec le perchlorure étendu de moitié eau.

Le 20, état général et local complétement bien ; la plaie est rouge, vermeille, déjà un peu granuleuse. Pansement avec le chlorure de soude.

Les jours suivants, l'amélioration est continue et progressive ; le teint s'anime sensiblement, bien que la figure reste pâle ; la peau s'assouplit ; le pouls devient plus fort, plus large, moins fréquent ; la toux et l'expectoration cessent ; l'appétit se prononce de plus en plus ; les selles sont faciles ; le bout de l'os est recouvert de bourgeons charnus, et la plaie commence à se rétrécir ; mais la suppuration, quoique médiocrement abondante, reste un peu séreuse et grisâtre.

Les 24, 25 et 26, le blessé mange avec appétit la demie matin et soir ; les forces reviennent vite ; il est gai et plein d'espoir ; le moignon est lavé chaque jour avec le chlorure de soude et pansé avec le styrax. Bien que l'aspect de la plaie et la nature de la suppuration laissent encore beaucoup à désirer, l'état général paraît si satisfaisant que je ne renouvelle pas les applications de perchlorure pour ménager la sensibilité du malade.

Le 27 au matin, la nuit a été mauvaise ; très-grand malaise ; anxiété ; abattement ; figure crispée et très-pâle, plombée, teinte sub-ictérique prononcée des conjonctives ; peau rugueuse, sèche et aride ; pouls précipité, filiforme ; toux peu forte, mais fréquente, avec un peu d'expectoration blanchâtre ; respiration sensiblement accélérée ; aucune douleur pleurétique ; à l'auscultation, on entend quelques râles muqueux disséminés, peu forts ; langue saburrale, jaunâtre, sèche, et dégoût pour les boissons sucrées ; tension de l'épigastre et de l'hypocondre droit, qui sont très-sensibles à la pression ; la suppuration, quoique beaucoup moins abondante, est encore d'assez bonne nature ; mais la plaie est moins rouge, moins animée, les bourgeons charnus sont aplatis, un peu fongueux et violacés; comme il n'y a pas eu de selles depuis deux jours, et que surtout le foie me paraît gravement atteint, avant d'en revenir à l'emploi du perchlorure, je fais prendre de suite une bouteille d'eau de sedlitz, et plus tard un gramme de sulfate de quinine en deux fois. Dans la soirée, refroidissement général subit; frissons intenses, prolongés, avec très-grand malaise et une vive agitation, suivis d'une forte réaction et d'une sueur abondante qui dure toute la nuit ; pas de sommeil.

Le 28 au matin, prostration extrême ; vive anxiété ; teinte ictérique foncée des conjonctives et de toute la peau; pouls fréquent, précipité, peu développé; respiration sensiblement accélérée, mais facile, malgré quelques douleurs vagues dans la poitrine; toux plus fréquente, plus sèche, plus saccadée ; murmure vésiculaire en avant et sur les côtés, peu fort, mais distinct, avec quelques râles muqueux irréguliers ; un peu de râle sous-crépitant en arrière, le long des gouttières vertébrales ; langue couverte d'un enduit jaunâtre, épais, rouge à la pointe; tension plus forte de la région épigastrique et de l'hypocondre droit, qui sont très-sensibles à la pression ; saillie très-prononcée du foie au-dessous des fausses côtes ; urines peu abondantes et rouges. La plaie est sèche, noirâtre, les lambeaux flétris, rétractés ; la suppuration à peu près nulle. Jugeant le blessé complétement perdu, et toute médication absolument impuissante, je m'abstiens de provoquer des douleurs inutiles par une nouvelle application de perchlorure.

Malgré le sulfate de quinine à doses fractionnées et répétées, un nouvel accès a lieu dans la soirée, avec réaction difficile et sueur abondante toute la nuit; ensuite les frissons sont devenus plus fréquents, vagues, irréguliers, les sueurs moins abondantes ; le blessé est tombé dans le délire, l'adynamie, et a succombé, le 4 février, dans la soirée.

Autopsie. — Coloration jaune intense de tout le corps ; congestion hypostatique de la partie postérieure des deux poumons, avec commencement d'induration rouge, infiltrée de matières purulentes grisâtres ; dans les parties antérieures et inférieures, qui sont souples, crépitantes, on ne trouve aucune trace d'abcès métastatiques, seulement quelques taches ecchymotiques noirâtres sans induration périphérique bien sensible. Dans la plèvre gauche, qui est dépolie et un peu rugueuse, existe un léger épanchement pleurétique de sérosité trouble, sans adhérence récente ni ancienne ; très-forte saillie de l'hypocondre droit, soulevé par la tuméfaction du foie, qui est très-volumineux. Toute la surface convexe des deux lobes est criblée d'abcès métastatiques de grosseur très-différente ; mais tous contenant du pus jaune, bien lié. Au centre du lobe droit, collection volumineuse de sérosité jaunâtre, verdâtre, mêlée de flocons albumineux, tapissée d'une membrane pyogénique mollasse, peu résistante. La rate est fortement engorgée, volumineuse et ramollie. La vessie contient une assez grande quantité d'urine trouble, très-fétide, et dans son bas-fonds une matière purulente d'un blanc sale, grisâtre. Dans les reins, aucune trace d'abcès métastatiques, mais en pressant les mamelons, on en fait suinter un liquide lactescent. Rien dans les muscles ; toutes les articulations sont intactes, même celles du genou, seulement la synovie est fortement colorée en jaune. Les chairs du moignon sont flétries, noirâtres, amincies et rétractées ; l'extrémité du tibia est légèrement dénudée sur deux points, mais le périoste n'est ni décollé ni épaissi ; le tissu réticulaire des deux os est rempli de sang noir sans aucune trace d'infiltration purulente. Les vaisseaux lymphatiques de la cuisse sont très-peu développés ; les ganglions inguinaux à peu près à l'état normal. Les veines du moignon sont parfaitement intactes, sans la moindre trace de phlébite, mais non complétement oblitérées à leur extrémité ; on ne rencontre dans leur intérieur aucune matière purulente ni d'apparence purulente ; nous n'avons pu trouver aucune trace

d'érosion ni d'ulcération de leurs parois, malgré un examen suffisant pour les constater si elles avaient existé.

Dans cette observation le début des accidents pyoémiques
a été presque subit et bien caractérisé par des symptômes
qui ne peuvent laisser aucun doute sur la nature de l'affection. Le perchlorure de fer a été appliqué immédiatement
et avec énergie ; aussi l'amélioration a-t-elle été rapide et
en apparence complète, comme l'indiquaient les change-
ments avantageux survenus dans l'état local, mais surtout
dans l'état général du blessé. Les symptômes pectoraux
avaient complétement disparu ; les fonctions digestives
avaient repris beaucoup d'énergie ; les forces se rétablis-
saient rapidement, et tout me faisait espérer un succès
complet, lorsque reparut subitement, et d'une manière
presque foudroyante, la terrible complication qui, une
première fois, avait été si heureusement arrêtée à son début
avant la production de lésions métastatiques sérieuses.

Les lésions anatomo-pathologiques produites et trouvées
à l'autopsie ont-elles été le résultat de la première attaque
ou de la seconde seulement ? Par quelle voie a pénétré le
pus dans les voies circulatoires ? Le volume des vaisseaux
lymphatiques dépassait à peine l'état normal ; les ganglions
inguinaux ne présentaient rien d'évidemment pathologique ;
ils ont dû rester étrangers au transport du pus, et n'ont
pu concourir à la production de la récidive, mais ils
n'ont peut-être pas été complétement étrangers à la production de la première attaque.

Bien que l'autopsie n'ait révélé aucune trace de phlébite,
il est impossible d'affirmer que l'inflammation des veines
n'ait pas été pour quelque chose dans la production de la première manifestation purulente ; mais il est à peu près certain
que la récidive, qui a été subite et presque foudroyante,
qui s'est manifestée au milieu des conditions générales
les plus satisfaisantes, a été produite par la pénétration
mécanique d'un pus mieux élaboré dans l'orifice des veines
incomplétement fermé ; bien qu'à l'autopsie on n'ait trouvé
aucune trace de matière purulente dans leur intérieur,
cette supposition est la plus probable, parce que la disparition complète des symptômes pyoémiques, le rétablisse-

ment des fonctions digestives et respiratoires ne permettent pas d'admettre la persistance de lésions métastatiques rudimentaires dont l'évolution, suspendue par l'action du perchlorure de fer et n'ayant pu disparaître spontanément par les efforts impuissants d'une constitution ruinée, aurait ensuite repris sa marche ascendante, et abouti rapidement à la suppuration, sous l'influence d'un écart de régime ou de toute autre cause.

Quelle que soit la voie par laquelle le pus a pénétré dans les voies circulatoires, quelle que soit l'époque des lésions initiales qui ont produit les altérations anatomiques si rapidement développées, le fait conserve toute sa signification pratique : le perchlorure de fer employé immédiatement et avec énergie avait enrayé d'une manière bien évidente la marche de la pyoémie la mieux caractérisée ; mais les applications n'ayant pas été continuées jusqu'à modification complète et durable de la surface traumatique, les accidents ont reparu brusquement et avec une violence qui rendait toute médication impuissante et inutile.

TROISIÈME OBSERVATION.

Sphacèle par congélation du pied gauche ; amputation de la jambe au lieu d'élection ; réunion médiate. Commencement de pyoémie arrêtée par le perchlorure de fer.

Le nommé Randouler (Zéphirin), âgé de vingt-deux ans, fusilier au 92e de ligne, entré au service comme remplaçant, d'une constitution moyenne, sèche, bien musclé et d'un excellent moral. Dans les premiers jours de février 1856, il fut atteint d'un scorbut grave qui nécessita son entrée à l'ambulance où il passa quarante jours, et fut ensuite évacué sur Constantinople. En se rendant de l'ambulance à Kamiesch par un froid très-rigoureux, il fut atteint de congélation des extrémités inférieures, suivie de sphacèle complet du pied gauche. Lors de son entrée à l'hôpital de Dolma-Bagtché, le 17 mars, il présente les symptômes suivants : amaigrissement très-prononcé, peau sèche et rugueuse ; figure pâle, décolorée, livide et terreuse ; décoloration complète des lèvres et des gencives qui ne présentent aucune trace de gonflement, d'ulcérations, ni d'exsudation sanguine ; la langue est nette, mais un peu rouge et sèche ; la soif est modérée ; l'appétit peu prononcé ; le ventre est déprimé et rétracté ; il y a plusieurs selles liquides dans les vingt-quatre heures, sans coliques ; le sommeil est calme, sans sueurs ; pas de fièvre ni de toux ; il existe plusieurs pétéchies scorbutiques sur la poitrine et le ventre, plus nombreuses sur les extrémités inférieures. Le pied gauche est noir, complétement sphacélé, un peu œdématié et couvert de phlyctènes remplies de sérosité roussâtre, fétide, exhalant une forte odeur de gangrène. La mortification des téguments, qui remonte jusqu'au-dessus des malléoles, est bien limitée et nettement tranchée ; le travail d'élimination, déjà très-avancé, marche régulièrement et assez rapidement ; régime tonique ; pansement avec la poudre de quinquina et de charbon ; irrigation d'eau chlorurée.

Les jours suivants, l'état du malade s'améliore notablement ; les selles restent liquides, mais sont moins fréquentes ; l'appétit est plus prononcé ; les digestions assez faciles, mais les forces se réparent peu. Excepté quelques petites escarres gangréneuses superficielles à l'extrémité et sur la face dorsale des orteils du pied droit, cette partie ne présente rien de sérieux ni de compromettant.

Le 30 mars, la section de quelques tendons superficiels suffit pour déterminer la séparation complète du pied gauche dans l'articulation tibio-tarsienne. Le tibia et le péroné, complétement dénudés et nécrosés dans l'étendue de trois travers de doigt, forment une saillie qui oblige à choisir entre l'amputation et la résection. Comme, malgré l'amélioration survenue, le malade est toujours profondément débilité, et dans la nécessité de guérir vite pour éviter la cachexie purulente ou typhique, je juge prudent d'agir le plus loin possible de la surface traumatique, surtout pour éviter l'équivalent d'une amputation sus-malléolaire.

Le 31, l'amputation de la jambe est pratiquée à la partie supérieure par la méthode circulaire suivie de la réunion médiate ; le malade perd peu de sang, et supporte très-bien l'opération.

Le 1er et le 2 avril, état satisfaisant ; peu de douleurs dans le moignon ; réaction à peine sensible ; sommeil ; pas de sueur ; diarrhée presque nulle. Bouillons et vin de Porto.

Le 3, amélioration notable ; augmentation des aliments ; changement des pièces superficielles de l'appareil, qui sont traversées par un liquide séro-purulent assez abondant ; le moignon est à peine gonflé, et peu douloureux au toucher.

Le 4, continuation du mieux ; augmentation de l'appétit ; plus de diarrhée ; changement des pièces superficielles de l'appareil qui est encore imbibé de sérosité purulente.

Le 5, le blessé, quoique toujours pâle et décoloré, avec la peau sèche et rugueuse, est dans un état en apparence très-satisfaisant ; il est moins abattu, plus gai ; il accuse de l'appétit et pas de douleurs. Après avoir enlevé les bandelettes, le tampon intérieur, complétement ramolli par la suppuration, se détache facilement ; le moignon est à peine gonflé ; le fond de la plaie est pâle ; la suppuration toujours séreuse et grisâtre ; injections d'eau chlorurée, pansement avec une compresse de styrax portée jusque sur l'os ; quart d'aliments et vin de Porto.

Le 6, même état, pansement comme la veille.

Le 7, malaise général ; abattement ; peau chaude et sèche ; pouls fréquent, peu développé ; légère irritation bronchique, sans expectoration ; la plaie est très-pâle, grisâtre ; la suppuration, toujours séreuse, est moins abondante ; le moignon douloureux : injection avec le vin aromatique et l'alcool camphré ; pansement avec le styrax ; réduction des aliments ; vin de Porto. Dans la journée, deux selles liquides avec coliques. Dans la soirée, malaise ; céphalalgie ; soif ; à plusieurs reprises frissons vagues, irréguliers, sans refroidissement prononcé ; secousses dans le moignon ; ensuite réaction modérée et sueur toute la nuit ; pas de sommeil ; plusieurs selles diarrhéiques.

Le 8, continuation du malaise ; abattement plus prononcé ; peau chaude ; pouls fébrile ; persistance de la toux, sans expectoration ; pas de douleurs dans la poitrine ; bouche amère et pâteuse ; langue très-rouge à la pointe, jaunâtre à la base ; inappétence complète ; ventre chaud, un peu sensible ; persistance de la diarrhée ; urines rares et rouges.

Le moignon est peu douloureux, mais la plaie est complétement décolorée, grisâtre, tachetée de points noirs ; la suppuration très-peu abondante, toujours séreuse et fort odorante. La pyoémie me paraissant imminente, même déjà déclarée, et menaçant de marcher vite sur un sujet si radicalement épuisé, je porte jusqu'au fond de la plaie un tampon de charpie imbibé de perchlorure de fer, étendu d'un tiers d'eau : douleurs très-vives pendant vingt minutes, qui diminuent progressivement et ne cessent complétement que vers deux heures après midi ; ensuite calme complet, moins de diarrhée. Le soir, pas de frissons. Dans la nuit, sommeil calme et prolongé ; seulement une légère moiteur.

Le 9, amélioration très-marquée : pas de fièvre ; moins de toux ; un peu d'appétit ; ventre peu douloureux ; pas d'élancements ni de douleurs dans le moignon ; toute la surface de la plaie est noircie par le perchlorure de fer, mais on aperçoit déjà plusieurs points d'une coloration rougeâtre très-prononcée : pansement avec un plumasseau imbibé de perchlorure étendu de moitié eau, qui provoque encore des douleurs vives, mais moins prolongées : bouillons et vin de Porto. Toute la journée bien : seulement deux selles peu abondantes, mais toujours liquides. Le soir, pas de frissons. Dans la nuit, sommeil plus prolongé, toujours avec un peu de moiteur.

Le 10, l'état général est aussi satisfaisant que possible ; la peau est moins sèche, plus souple, le pouls toujours un peu fréquent et peu développé, mais non fébrile ; la toux a complétement cessé ; le malade accuse de l'appétit et demande instamment des aliments. L'état de la plaie est complétement changé ; elle est rouge et granuleuse dans toute son étendue. Alimentation légère ; vin de Porto ; pansement avec un plumasseau de charpie imbibée de perchlorure de fer très-étendu.

Les jours suivants, l'appétit se prononce de plus en plus ; les digestions sont faciles ; la diarrhée cesse ; l'alimentation est augmentée ; les nuits sont calmes et le sommeil bon. Au plumasseau de charpie imbibée de perchlorure, qui a été continué jusqu'au 15, on substitue les irrigations quotidiennes avec le même liquide suivies.d'un pansement avec le styrax. La plaie se maintient rose, vermeille, gra-nuleuse ; la suppuration peu abondante et de bonne na-ture ; l'extrémité de l'os se recouvre assez vite, et l'étendue de la surface traumatique diminue journellement d'une manière sensible ; mais, instruit par l'expérience, je fais répéter presque chaque jour les irrigations avec le per-chlorure, pour maintenir la plaie dans un degré de vitalité suffisant, accélérer la guérison et prévenir le retour des accidents.

Le 1er mai, 31e jour après l'opération, la cicatrisation est très-avancée, le moignon déjà effilé et les bords de la plaie très-rapprochés ; tout fait espérer une guérison pro-chaine avec cicatrice régulière, froncée et très-peu étendue. L'état général est aussi bon que possible, bien que le teint soit encore un peu pâle ; mais l'œil est animé, les lèvres et les gencives bien colorées, le pouls plein et bien développé ; la réparation des forces et de l'embonpoint marche vite : Randouler est évacué sur un autre hôpital (celui de l'école) par suite de la suppression de celui de Dolma-Bagtché, et, quinze jours plus tard, il part pour France dans un état de guérison complet.

Dans cette observation, l'intoxication ne s'est peut-être pas révélée par des symptômes aussi tranchés que dans la précédente, mais ils étaient caractéristiques, et quoique paraissant débuter et marcher sous la forme chronique, ils auraient promptement rendu toute médication impuissante sur un sujet ruiné par l'affection scorbutique, les accidents gangréneux, des souffrances prolongées, et surtout par l'atmosphère putride dans laquelle il vivait depuis deux mois. La pyoémie a été promptement et définitivement en-rayée par les applications de perchlorure, prolongées cette fois assez longtemps pour maintenir la plaie dans un degré de vitalité suffisant au développement de la membrane pyo-génique et à la formation d'une cicatrice solide. Cette gué-rison obtenue, il est vrai, à une époque où les conditions hygiéniques étaient déjà infiniment meilleures, est certaine-ment la plus facile, la plus régulière et la plus complète de toutes celles que j'ai obtenues ou vu obtenir en Orient.

QUATRIÈME OBSERVATION.

Coup de feu à la partie supérieure du bras avec fracture de l'humérus ; érysipèle phlegmoneux ; extraction d'une grosse esquille ; mobilité consécutive du fragment ; ensuite, symptômes de résorption deux fois arrêtés par les injections de perchlorure ; guérison.

Le nommé Orsini (Antoine-Marie), soldat au 96e de ligne, âgé de 27 ans, d'une forte et bonne constitution, du département de la Corse, reçut, le 8 septembre 1855, à la prise de Sébastopol, un coup de balle qui frappa sur la partie supérieure antéro-externe de l'humérus gauche, fut réfléchie, et alla sortir en arrière près des apophyses épineuses. Comme il n'y avait pas de fracture apparente de l'humérus, aucune mobilité, la blessure fut jugée peu grave et le blessé gardé à l'ambulance. Deux mois et demi après, Orsini étant toujours dans le même état, fut évacué sur Constantinople, où il entra à l'hôpital de Dolma-Bagtché le 5 décembre.

A l'arrivée du blessé, je constate les symptômes suivants : intégrité apparente de toutes les fonctions ; pas d'amaigrissement : seulement, le teint est pâle, terreux, la peau sèche et un peu rugueuse, l'appétit bon ; les digestions faciles, les selles régulières. Pas de fièvre, pas de frissons : respiration libre et facile ; toux légère, sans expectoration appréciable ; sommeil calme et prolongé, malgré une légère moiteur à laquelle le blessé n'attache aucune importance, et qu'il regarde comme l'effet du lit, dont il a perdu l'habitude. L'ouverture d'entrée, située un peu en dehors et au-dessus de l'insertion deltoïdienne gauche, est ulcéreuse et fort élargie ; elle fournit une suppuration séreuse, un peu roussâtre, médiocrement abondante ; l'ouverture de sortie, située à la même hauteur, un peu en dehors des apophyses épineuses, est complétement cicatrisée. Le membre est très-légèrement œdématié, pas douloureux ; les mouvements des doigts et de l'avant-bras sont libres et faciles ; le moignon de l'épaule est à peine gonflé, peu douloureux à la pression ; l'articulation est intacte. Le doigt, porté au fond de la plaie, constate une large dénudation de l'os en dehors et en avant. La solution de continuité de l'humérus existe : la mobilité et le frottement des fragments sont évidents et caractéristiques, mais sans déplacement ni chevauchement ; la fracture paraît simple ; le trajet de la balle est insensible dans toute son étendue, sans traces d'aucun foyer, d'aucune fusée purulente : injections détersives dans la plaie ; bandage contentif ; avant-bras soutenu par une écharpe. A l'intérieur, toniques et antiscorbutiques ; alimentation substantielle : recommandation de se lever et de se promener chaque jour le plus longtemps possible.

Jusqu'au 18 , pas de changement ; mais , le 20 , l'état général est beaucoup moins satisfaisant ; le pouls fébrile ; l'appétit beaucoup diminué ; le sommeil court , léger, avec rêvasseries et sueurs plus fortes ; la toux est plus fréquente, toujours sèche ; le moignon de l'épaule est gonflé et douloureux ; la suppuration, toujours peu abondante, est plus séreuse et grisâtre ; la mobilité des fragments est plus prononcée ; le frottement plus sec et plus rude : extraction facile d'une esquille de tissu compacte ayant à peu près 4 à 5 cent. de longueur sur 2 c. de largeur, venant de la partie postérieure de l'os et qui semble tenir aux deux fragments.

Le 21, malaise général ; facies pâle et très-altéré; abattement : fièvre forte ; peau sèche et brûlante ; inappétence complète, bouche amère, pâteuse, langue saburrale, envie de vomir, respiration un peu accélérée, mais facile, peu de toux ; pas d'expectoration ; suppuration grisâtre, séreuse, peu abondante, très-odorante ; gonflement et rougeur érysipélateuse des bords de la plaie, qui est sensible et douloureuse : potion stibiée, qui détermine plusieurs évacuations par haut et par bas ; amélioration rapide et progressive. Les jours suivants, l'érysipèle s'étend à toute l'épaule, au dos, remonte jusqu'à la nuque, et cède assez facilement aux évacuants répétés.

Le 1er janvier 1856, l'érysipèle a complétement disparu; le moignon de l'épaule n'est plus gonflé; la plaie est très-large, un peu pâle ; la suppuration d'assez bonne nature, médiocrement abondante, mais toujours un peu séreuse ;

la mobilité des fragments est plus grande ; le frottement toujours sec et rude ; l'amaigrissement, quoique encore peu prononcé, est déjà sensible ; la respiration est libre, facile, tout à fait anormale, sans toux, sans expectoration ; les nuits sont très-bonnes, sans sueur ; les fonctions digestives sont en bon état ; le blessé n'accuse aucune douleur et mange la demi-portion avec beaucoup d'appétit.

Le 3, dans l'après-midi, malaise général ; forte céphalalgie ; frissons d'abord vagues, irréguliers, ensuite intenses, suivis d'une sueur abondante et d'insomnie complète.

Le 4, abattement ; prostration ; figure très-pâle ; pouls fébrile ; peau sèche et rugueuse ; persistance de la céphalalgie ; inappétence complète ; bouche pâteuse ; ventre chaud, tendu ; constipation ; urines rares, rouges et brûlantes ; toux avec expectoration blanchâtre ; respiration un peu fréquente, mais normale dans toute l'étendue de la poitrine, sans aucun point pleurétique ; douleurs vagues dans tout le bras qui est lourd, pesant, engourdi ; la plaie est pâle, les chairs affaissées ; la suppuration moins abondante, séreuse et grisâtre : diète, calomel, sulfate de quinine ; deux selles dans la journée. Le soir, retour des frissons qui sont plus intenses, moins prolongés, suivis d'une forte réaction et d'une transpiration abondante.

Le 5, le blessé est abattu, très-pâle et très-découragé ; le pouls reste fébrile ; la respiration, toujours un peu accélérée, est encore vésiculaire dans toute l'étendue de la poitrine, sans aucune espèce de râles ; mais la toux persiste, elle est même plus fréquente ; l'expectoration est toujours muqueuse, blanchâtre, peu abondante ; il y a inappétence complète, soif vive et répugnance extrême pour les boissons sucrées ; la plaie est pâle, grisâtre, déprimée ; la suppuration très-séreuse et fétide : injection dans la plaie de perchlorure de fer étendu de moitié eau, suivie d'une douleur très-vive avec irradiations jusqu'au bout des doigts ; trois heures après, la douleur cesse complétement, et est suivie d'une très-grande sensation de bien-être. Le soir, il y a encore quelques frissons peu forts, de courte durée ; puis une légère moiteur, qui disparaît vers deux heures du matin pour faire place à un sommeil calme et prolongé.

Le 6, amélioration générale très-notable ; un peu d'appétit ; sortie par la plaie de matières noires, liquides, épaisses, qui ont imbibé tout l'appareil et recouvrent tout le pourtour de la plaie : injection d'eau chlorurée ; bien toute la journée ; pas de frissons le soir, seulement un peu de refroidissement ; légère moiteur dans la nuit.

Le 7, mieux très-prononcé ; apyrexie complète ; appétit exigeant ; encore un peu de toux sans expectoration ; la plaie, déjà un peu rouge, laisse encore s'écouler beaucoup de liquide noir avec quelques matières purulentes blanchâtres moins séreuses ; aucune douleur dans l'épaule ni dans le membre, qui reste toujours un peu œdématié : injection chlorurée.

Le 8 et le 9, continuation du mieux : injections chlorurées.

Le 10, à trois heures du soir, céphalalgie très-forte, vomituritions, frissons intenses, prolongés, avec tremblement général et claquement des dents ; soif vive, toux sèche, saccadée, très-fatigante, respiration précipitée, anxiété très-vive. A 6 heures, réaction très-forte suivie de sueur abondante toute la nuit ; insomnie complète.

Le 11 au matin, le blessé est triste, abattu, découragé ; la figure est très-pâle, livide, terreuse ; les conjonctives un peu jaunâtres ; les lèvres complétement décolorées ; la respiration, un peu accélérée, est toujours vésiculaire dans toute l'étendue de la poitrine, malgré la persistance de la toux qui est peu forte, mais assez fréquente, avec expectoration de quelques mucosités blanchâtres. Il y a inappétence complète ; le ventre est souple, indolent, sans tension des hypocondres, sans aucune douleur à la pression du côté du foie. Le moignon de l'épaule est assez fortement gonflé ; la plaie pâle, grisâtre, déprimée ; la suppuration presque nulle ; tout le membre engorgé, œdémateux. Le blessé est tout disposé à faire le sacrifice du membre ; mais l'amputation ne nous ayant jamais réussi dans l'intoxication purulente après la manifestation des frissons caractéristiques, je recule devant cette ressource extrême, malgré l'intégrité apparente des organes pulmonaires et du foie : injection dans la plaie de perchlorure de fer étendu d'un tiers d'eau seulement, suivie de douleurs vives qui s'étendent jusqu'à l'extrémité des doigts, durent un quart d'heure, diminuent ensuite, et disparaissent complétement trois heures après. Toute l'après-midi, calme, bien-être complet; pas de frissons le soir; un peu de sommeil dans la nuit ; sueur peu forte.

Le 12, calme complet; pas de fièvre; toux plus rare et moins forte ; diminution de l'engorgement du bras et du gonflement de l'épaule ; sortie, par la plaie, de matières noires et liquides qui tachent tout l'appareil : un gramme de calomel ; injection chlorurée ; trois selles dans la journée ; sommeil une grande partie de la nuit; pas de sueur.

Le 13, amélioration locale et générale très-notable; le gonflement du membre a encore beaucoup diminué; la plaie est un peu rose, animée; la suppuration encore noire est plus épaisse : quart d'aliment avec demie de vin; calomel; injection de perchlorure de fer étendu de moitié eau, qui détermine des douleurs moins vives et moins prolongées ; bien toute la journée ; sommeil dans la nuit; pas de sueur ni de moiteur.

Le 14, l'état général présente une amélioration remarquable. Le blessé est gai et ne se plaint que de la faim qui le tourmente ; la plaie est rose, vermeille, et fournit encore une assez grande quantité de liquide noir sans apparence de pus : demie d'aliments ; portion de vin ; injection d'eau chlorurée.

Le 15, le blessé paraît complétement bien ; l'appétit est énergique, les digestions faciles ; les selles rétablies ; la toux a cessé ; les nuits sont très-bonnes; le sommeil prolongé sans sueur, sans moiteur ; le gonflement de l'épaule et l'œdème du membre diminuent journellement d'une manière notable : injection de perchlorure de fer étendu de moitié eau , qui produit des douleurs moins vives et moins prolongées.

Les jours suivants, le gonflement du membre disparaît presque complétement; la plaie, rose et vermeille, se rétrécit sensiblement ; la suppuration prend de la consistance, devient épaisse, jaunâtre, moins abondante ; le frottement est moins rude, mais la mobilité toujours très-grande : on fait alternativement des injections d'eau chlorurée, de vin aromatique et de perchlorure très-étendu ; toutes les fonctions se rétablissent complétement, et le blessé se promène chaque jour pendant plusieurs heures.

Le 22, le membre est complétement désenflé et dans les conditions les plus satisfaisantes ; la suppuration est de bonne nature et peu abondante. Afin de pouvoir faire partir le blessé pour France à la première occasion, j'applique un appareil gommé fenêtré qui embrasse toute l'épaule et le bras, laisse libres la main et l'avant-bras et immobilise complétement les fragments ; mais on continue journellement et alternativement les injections chlorurées ou aromatiques et de perchlorure de fer.

Le 28, l'état général est des plus satisfaisants ; la plaie réduite aux deux tiers de sa largeur ; la suppuration peu abondante et de bonne nature : le blessé part pour France. J'ai su depuis qu'Orsini avait obtenu une consolidation solide et régulière.

Cette observation, bien remarquable au point de vue pratique, n'est pas moins importante théoriquement. Elle prouve d'une manière bien évidente que l'apparition des frissons dans la pyoémie n'a pas une signification absolue et que leur manifestation ne doit pas empêcher d'agir sur la plaie avec chance de succès, parce qu'ils ne sont pas pathognomoniques de l'existence ni de la formation des lésions métastatiques, et qu'il est encore possible dans ce cas, si elles existent déjà, d'en arrêter la marche et l'évolution et d'obtenir une guérison complète.

Tous les blessés atteints de fractures par coups de feu, sur lesquels nous avons cru pouvoir tenter la conservation du membre, sont morts d'infection purulente aiguë ou chronique. Si j'avais connu plus tôt la puissance d'action du perchlorure de fer contre cette terrible complication, nous eussions certainement pu sauver plusieurs blessés et peut-être éviter l'amputation à beaucoup d'autres. Le fait suivant me paraît confirmatif de la proposition précédente ; il mérite une sérieuse attention, parce qu'il a été la conséquence du résultat que nous avons obtenu sur Orsini.

Le 1ᵉʳ juin 1856, j'ai trouvé à l'hôpitel de Gulhané un sergent-major blessé, le 8 septembre 1855, d'un coup de feu à la cuisse droite, qui avait fracturé comminutivement le fémur à son tiers inférieur. Evacué sur Constantinople et placé dans le service de M. Thomas, ce sous-officier, malgré un séjour prolongé à l'hôpital, dans des conditions traumatiques fort graves et hygiéniques très-compromettantes, fut assez heureux pour résister à l'affection typhique et ne pas succomber à la pyoémie qui en avait fait mourir tant d'autres. Mais à l'époque où je prends le service, il est sous l'influence d'une cachexie purulente des plus prononcées : amaigrissement très-avancé ; peau sèche, rugueuse ; mollesse et flaccidité des chairs ; figure pâle, jaunâtre, terreuse ; muqueuses complétement décolorées ; appétit peu prononcé, capricieux ; digestions lentes et difficiles, avec alternatives de constipation et de diarrhée. Malgré une respiration libre et facile, le murmure vésiculaire est faible, mais sans signes d'engorgement hypostatique ni d'épanchement pleurétique ; il existe depuis long-temps de la toux et de l'expectoration parfois assez épaisse, évidemment un peu purulente ; le sommeil est léger, avec rêvasseries et sueurs nocturnes peu abondantes, mais quotidiennes ; les parties antérieure, interne et externe de la cuisse sont criblées de trajets fistuleux fournissant une suppuration séreuse grisâtre, fétide, abondante, qui aboutissent à des esquilles nécrosées englobées dans un cal mou, sans consistance, et qui nécessite la continuation des moyens contentifs. Déjà, à plusieurs reprises, il y a eu des frissons vagues, irréguliers, assez intenses, et des sueurs abondantes, avec aggravation temporaire des symptômes pectoraux.

Dans les premiers jours de juin, les frissons reparaissent ; les sueurs deviennent plus fortes et plus prolongées ; l'appétit se perd complétement ; la diarrhée augmente ; la toux est plus forte et l'expectoration plus abondante ; la suppuration, toujours claire, séreuse, grisâtre et fétide, excorie

les téguments, qui se gonflent et prennent une teinte érysipélateuse. L'état de ce blessé, dont le moral et le physique sont épuisés par des souffrances qui durent depuis
si longtemps, et sans perspective d'une guérison prochaine,
me paraît complétement désespéré par l'impossibilité presque absolue de le soustraire au milieu dans lequel il languit depuis neuf mois. Dés injections répétées de perchlorure de fer, essayées comme ressource extrême, produisent, au bout de quelques jours, une amélioration inespérée
qui a permis d'évacuer ce sous-officier sur France dans le
courant de juillet.

D'après ce que m'a dit dernièrement M. Paulet, médecin
aide-major, qui a recueilli cette observation dans tous ses
détails, le sergent-major **, après avoir séjourné à l'hôpital
de Toulon où l'on a fait l'extraction d'un séquestre, a pu
se rendre dans sa famille avec un membre sans doute dé-
formé, et qui n'est peut-être pas complétement à l'abri
d'accidents ultérieurs ; mais jouissant, d'ailleurs, d'une
santé complétement bonne.

CINQUIÈME OBSERVATION.

*Plaie contuse au coude gauche par coup de feu ; ensuite,
abcès à la partie supérieure de la cuisse ; symptômes
généraux graves, insuffisance des injections iodées ; rapide
amélioration locale et générale par les injections de perchlorure de fer.*

Le nommé Doignier (Auguste), sergent-major au 15ᵉ de
ligne, évacué de Crimée sur Constantinople, entré à l'hôpital de Dolma-Bagtché, le 23 novembre 1855 ; blessé, à
l'assaut de Sébastopol, d'un coup de balle qui n'avait produit qu'une plaie contuse superficielle au coude droit,
sans fracture, sans lésion de l'articulation, ce sous-officier
guérit assez facilement de cet accident sans interrompre
son service. Quelques jours après la guérison du coude,
il ressentit de la gêne et un peu de douleur dans la partie
supérieure et antérieure de la cuisse gauche, bientôt suivies de gonflement qui le mit dans la nécessité d'entrer à
l'ambulance. La suppuration se forma lentement ; et ne fut

évacuée par ponction que dans les premiers jours de novembre.

Le 24 novembre, à la visite, je constate les phénomènes
suivants : ce sous-officier, âgé de 26 ans, n'a jamais été
sérieusement malade depuis qu'il est en Crimée ; il est
d'une taille moyenne, d'une constitution primitivement
bonne et assez robuste, mais actuellement très-détériorée
par les fatigues, les privations et les douleurs qu'il éprouve
depuis deux mois. La peau est sèche et rugueuse ; la figure pâle, décolorée, livide, sans animation ; l'œil brillant ;
l'amaigrissement est très-prononcé ; les chairs molles et
flasques ; les organes respiratoires sont en bon état, sans
toux, sans expectoration ; le pouls est fréquent, faible, peu
développé, sans résistance ; la langue est rouge et aride ;
la soif peu forte ; l'appétit presque nul, capricieux, difficile ;
le ventre est mou, pâteux, indolent à la pression ; il y a
plutôt constipation que diarrhée ; les urines sont claires
et faciles ; le sommeil est léger, avec rêvasseries et sueurs
nocturnes depuis une quinzaine de jours. A la partie supérieure de la cuisse gauche, qui est gonflée et douloureuse, existe une ouverture étroite, linéaire, située en dehors du couturier, fournissant une suppuration liquide,
blanchâtre et floconneuse. Les mouvements passifs de l'articulation coxo-fémorale sont faciles, quoique limités ; mais
la pression est très-douloureuse au pli de l'aine et jusque
dans la fosse iliaque interne ; la marche et la station verticale sont impossibles ; la station assise est trop gênante
pour être gardée ; le décubitus dorsal est continu et presque forcé. Il n'existe et il n'a jamais existé aucune douleur le long de la colonne vertébrale ; la pression sur les
apophyses épineuses est complétement insensible ; on ne
peut constater rien d'anormal du côté du bassin ni du
sacrum ; le membre est lourd, pesant, engourdi, et ne peut
être détaché du plan horizontal ; le pied est légèrement
œdémateux, mais sans gonflement sensible. Avec une sonde,
je constate un décollement profond, assez étendu en haut,
en bas et en dedans, mais sans pouvoir rencontrer aucun
trajet fistuleux, aucune surface dénudée. Malgré la crainte
d'avoir affaire à un abcès symptomatique, comme une ou-

verture existe et qu'elle est trop étroite pour la sortie facile
de la suppuration, je l'agrandis largement de haut en bas.
La pression fait sortir une assez grande quantité de matières purulentes mêlées de caillots mollasses, décolorés, qui
ne permettent plus de douter de l'existence primitive d'un
foyer sanguin probablement de nature scorbutique, malgré
l'absence des caractères spéciaux de cette affection. Tisane
amère, café, boissons vineuses et viandes rôties.

Jusqu'au 1er décembre, la suppuration est abondante,
blanchâtre, séreuse, mal liée, parfois floconneuse ; les
sueurs nocturnes diminuent, l'état général semble s'amé-
liorer ; la douleur au pli de l'aine est moins forte ; le gonflement de la cuisse en grande partie dissipé ; l'œdème
du pied moins apparent, mais les mouvements du membre
toujours aussi difficiles et le décubitus dorsal obligé.

Les jours suivants, la suppuration toujours abondante
est plus séreuse, âcre, corrosive et très-odorante ; l'appétit
se maintient ; les digestions sont faciles, mais les selles
sont un peu diarrhéiques.

Du 4 au 26, on fait journellement et successivement des
injections détersives, chlorurées, excitantes, qui produisent
peu d'effet et ne paraissent exercer aucune action salutaire
sur la quantité et la nature de la suppuration. L'état général s'aggrave de plus en plus ; la peau reste sèche et rugueuse ; le teint toujours pâle, livide, terreux ; les forces
baissent progressivement, l'amaigrissement continue ; le
pouls est constamment fébrile, avec redoublement le soir ;
les nuits sont mauvaises ; les sueurs nocturnes plus fortes
et plus prolongées ; l'appétit se perd complétement ; la langue se couvre d'un enduit muqueux blanchâtre ; les gencives et les lèvres sont parfois fuligineuses ; la constipation
a remplacé les selles diarrhéiques ; les urines sont troubles
et blanchâtres. La plaie est pâle, grisâtre, fongueuse ; la
suppuration abondante et séreuse ; la faiblesse générale
très-grande.

Le 26, le malade éprouve des coliques sourdes, profondes, avec diarrhée séreuse, médiocrement abondante,
suivie de découragement et de prostration extrême ; l'appétit se perd complétement ; la fièvre augmente ; les sueurs

nocturnes diminuent ; la suppuration est moins abondante, liquide, grisâtre ; la plaie est noire et fongueuse ; son pourtour largement excorié ; diète, pilules de Segond qui produisent une légère amélioration.

Le 4 janvier, les coliques ont cessé ; la diarrhée est moins forte, mais l'amaigrissement est beaucoup plus prononcé ; la figure est crispée, rétrécie ; les pommettes très-saillantes ; l'affaissement est extrême, malgré l'énergie morale du malade ; le pouls reste fébrile ; l'appétit ne se prononce pas ; les sueurs nocturnes augmentent ; la suppuration, encore abondante, s'altère de plus en plus et devient fétide ; le pied est plus enflé et l'œdème remonte jusqu'au-dessus des malléoles. La plaie examinée de nouveau, je ne trouve aucun trajet fistuleux, mais une large surface suppurante, irrégulière, avec des anfractuosités inter-musculaires profondes. Comme l'état du malade empire d'une manière alarmante ; comme il est sous l'influence très-évidente d'une intoxication purulente ou putride ; comme les injections détersives, chlorurées et autres, sont insuffisantes et impuissantes, le 5 et 6, je fais des injections avec la teinture d'iode iodurée, étendue de moitié eau : elles produisent des douleurs assez fortes, mais supportables, de courte durée ; la suppuration perd son odeur fétide, mais elle reste abondante et séreuse.

Le 8, n'observant aucune amélioration locale bien prononcée, et les symptômes généraux persistant, je fais une injection avec la teinture d'iode pure, qui détermine des douleurs vives, un gonflement assez fort de la partie supérieure de la cuisse et une modification avantageuse de la suppuration, mais qui est de courte durée.

Le 10, la suppuration est redevenue séreuse et grisâtre ; la diarrhée est plus forte ; les fonctions digestives se détériorent de plus en plus ; l'amaigrissement touche au marasme. Malgré une légère irritation bronchique, la respiration est libre et facile ; le pouls est mou, faible, filiforme ; les sueurs nocturnes continuent ; la prostration, la pâleur livide de la figure semblent annoncer une terminaison fâcheuse et prochaine. Injection de perchlorure de fer étendu d'un tiers d'eau, poussée aussi profondément que possible ;

douleur excessivement vive pendant vingt minutes ; elle diminue ensuite et ne cesse complétement que cinq heures après. Toute l'après-midi, calme, bien-être, engourdissement du membre. Dans la nuit, le sommeil est meilleur ; la sueur moins abondante.

Le 11, état général infiniment mieux. L'affaissement est moins grand ; l'œil plus animé ; le pouls plus développé ; l'appétit est toujours nul et la diarrhée continue, seulement les coliques sont presque nulles. Ecoulement par la plaie de matières noires, liquides, inodores, qui traversent l'appareil, recouvrent tout le pourtour de la plaie, et adhèrent assez fortement aux téguments. Calme toute la journée ; selles moins fréquentes, presque sans coliques ; nuit meilleure ; moins de sueurs.

Le 12, le mieux se soutient ; l'appétit se prononce. Ecoulement abondant de liquide noir par la plaie, dont les bords présentent déjà une légère coloration rougeâtre : nouvelle injection de perchlorure de fer suivie de douleurs aussi vives et aussi prolongées que la première fois ; potage et vin de Porto. Bien toute la journée ; moins de diarrhée ; nuit meilleure ; sommeil prolongé ; peu de sueur.

Le 13, état général beaucoup meilleur. Le gonflement de la partie supérieure de la cuisse est complétement dissipé ; le pied et la jambe sont moins œdématiés ; écoulement noirâtre, abondant, inodore, par la plaie, qui est rougeâtre dans toute son étendue ; appétit prononcé : quart d'aliments et vin de Porto. Bien toute la journée ; deux selles liquides sans coliques ; nuit très-bonne malgré une légère moiteur.

Les 14 et 15, continuation du mieux ; la suppuration prend de la consistance ; elle est blanchâtre et complétement inodore ; la plaie est rouge et vermeille dans toute son étendue ; la diarrhée s'arrête : quart d'aliments et vin de Porto.

Le 16, le moral est complétement remonté ; l'œil s'anime, la figure est moins pâle, le teint moins livide, l'appétit est bon ; les digestions faciles ; le pouls développé, moins fréquent ; la toux à peu près nulle, mais la suppuration est plus séreuse ; la plaie moins rouge, légèrement fongueuse. Malgré la vive appréhension de la douleur qu'il a déjà subie deux fois, le malade, bien convaincu de l'efficacité du moyen thérapeutique employé, se soumet à une nouvelle injection de perchlorure dans les mêmes proportions, suivie de douleurs moins vives et moins prolongées ; bien toute la journée ; nuit très-bonne, sans sueur ni moiteur.

Le 17, écoulement abondant par la plaie de liquide noir, inodore, qui traverse l'appareil et recouvre les téguments de la cuisse dans une grande étendue ; pas de douleurs dans le membre ; persistance de l'œdème du pied, seulement autour des malléoles ; appétit plus prononcé et plus exigeant ; pas de selles depuis deux jours.

Les jours suivants, la suppuration diminue, devient plus épaisse, un peu jaunâtre ; la plaie prend une teinte rose, vermeille, granulée ; le teint s'anime ; les lèvres et les gencives se colorent sensiblement ; le pouls est moins fréquent, plus développé ; la respiration tout à fait normale, sans toux, sans expectoration ; les nuits sont bonnes ; le sommeil calme, prolongé ; les transpirations nocturnes ne reparaissent pas ; l'œdème du pied et de la jambe se dissipe complétement ; les mouvements du membre sont plus libres, plus faciles ; le décubitus latéral mieux supporté ; le blessé est plus gai ; il peut rester assis sur son lit et s'occuper un peu.

Le 24, la plaie paraissant un peu pâlir, on fait par précaution une injection de perchlorure étendu de trois quarts d'eau ; elle produit une douleur peu forte, très-supportable, de courte durée.

Le 25 et le 26, malgré l'état satisfaisant de la plaie et de l'état général, on renouvelle les injections de perchlorure. Le malade mange la demie matin et soir, reste assis quelques heures dans un fauteuil, peut se coucher et dormir sur le côté malade ; mais dans la nuit du 26 au 27, il est réveillé par des coliques vives suivies de deux selles bilieuses.

Le 27 au matin, apyrexie complète, bien que le ventre soit un peu douloureux ; la plaie est toujours rose et vermeille ; la suppuration peu abondante et de bonne nature :

diminution des aliments, deux pilules de Segond. Dans la journée, il y a encore quelques coliques et trois selles ; calme complet dans la nuit.

Le 30, le malade est remis à la demie ; il continue à se lever chaque jour, et peut lire plusieurs heures de suite sans trop se fatiguer ; la suppuration est très-peu abondante, toujours de bonne nature ; la cicatrisation marche vite.

Le 2 février, la suppuration est presque nulle ; la plaie, réduite à une très-petite surface linéaire rouge et granuleuse, ne nécessite plus qu'un morceau de diachylon pour pansement ; les mouvements du membre ne sont pas encore complétement libres, mais ils sont déjà très-étendus et peu douloureux ; il n'y a plus aucune trace d'œdème ni d'engorgement ; l'appétit est très-bon ; les digestions faciles ; les fonctions du ventre tout à fait normales ; les forces et l'embonpoint reviennent rapidement, mais il existe encore sous ce rapport un grand déficit ; le malade commence à marcher avec des béquilles.

Le 5, il survient encore un peu de diarrhée bilieuse qui s'arrête facilement et ne nécessite aucune médication.

Le 8, ce sous-officier part pour la France dans un état tout-à-fait satisfaisant *qui a été suivi d'un rétablissement complet.*

Cette observation prouve, d'une manière bien évidente, la supériorité du perchlorure de fer sur la teinture d'iode, qui pourtant réussit assez souvent dans des conditions physiologiques et pathologiques moins mauvaises que celles où nous nous trouvions : car elle possède des propriétés stimulantes et antiputrides réelles, mais bien inférieures à celles de la préparation chloro-ferrugineuse.

La teinture d'iode, d'abord étendue de moitié eau, et injectée deux jours de suite en grande quantité dans cette vaste cavité purulente, ne produit aucune modification de la membrane pyogénique, et ne paraît agir que sur la suppuration, qui est moins odorante, mais aussi abondante et toujours séreuse. Enfin, une injection de teinture d'iode pure agit plus énergiquement ; mais la modification ne paraît encore porter, malgré une action plus énergique et des douleurs plus vives, que sur la quantité et l'odeur de la suppuration, sans aucune amélioration dans les symptômes généraux, aucune modification durable de la surface traumatique ; car vingt-quatre heures après, tout le bénéfice des injections iodées avait complétement disparu. Les accidents étaient trop graves et trop menaçants pour insister sur l'usage d'un moyen qui paraissait devoir être impuissant, et qui ne m'avait jamais donné des résultats aussi prompts et aussi satisfaisants que le perchlorure de fer, même dans des cas beaucoup moins sérieux que celui-ci. Malgré l'aggravation continue et rapide, malgré l'état très-fâcheux et presque désespéré du malade, je consentis à le laisser reposer vingt-quatre heures, et ce ne fut pas sans crainte que je risquai pour la première fois les injections de perchlorure de fer dans une vaste cavité purulente sur un blessé épuisé physiquement et moralement, qui me paraissait peu susceptible de supporter la douleur vive et prolongée qu'il était impossible de lui éviter. Le résultat a dépassé toutes mes espérances ; car je ne pouvais raisonnablement pas compter sur une modification aussi prompte, aussi complète, dans une vaste cavité anfractueuse, irrégulière, inaccessible à la vue et au toucher.

Dans le courant de l'hiver 1856, j'ai eu deux fois l'occasion de répéter avec un succès complet les injections de perchlorure dans des cavités purulentes irrégulières, étendues, produites par le ramollissement d'indurations scorbutiques des extrémités inférieures. Le sujet d'un de ces deux cas était un sous-officier d'artillerie très-fort et très-vigoureux, arrivé à l'hôpital avec un fort gonflement scorbutique des jarrets et des mollets qui rendait la station verticale et la marche impossibles ; atteint ensuite de typhus très-grave, il a fallu, à plusieurs reprises, poursuivre les décollements sur presque toute la longueur du membre abdominal droit par des incisions multipliées, et des injections répétées de perchlorure de fer qui ont chaque fois modifié rapidement les tissus malades, et deux fois enrayé la pyoémie bien déclarée, marchant rapidement sur une constitution épuisée. La guérison a eu lieu, mais elle a été chèrement achetée par des douleurs vives et souvent répétées, qui eussent découragé tout autre malade doué d'un moral moins énergique.

Les cinq observations que je viens de rapporter ont été recueillies dans des circonstances exceptionnelles, dans des conditions essentiellement mauvaises, sur des blessés profondément détériorés par des causes débilitantes complexes, actives et prolongées, qui livraient l'économie, sans résistance possible, à toutes les complications les plus fâcheuses et les plus meurtrières. Si l'on croyait devoir attribuer les résultats que nous avons obtenus à une influence locale ou personnelle, je crois que les deux observations suivantes suffiraient pour prouver que les propriétés du perchlorure de fer sont indépendantes des personnes et des localités, et que cet agent thérapeutique réussira tout aussi bien en France qu'en Orient, et même mieux, parce qu'il sera toujours secondé par un milieu hygiénique plus favorable.

Le nommé Réault (Louis-Augustin), âgé de 23 ans, conducteur au régiment d'artillerie à cheval de la garde impériale, entra à l'hôpital de Versailles le 13 mai 1857. Trente jours auparavant, cet artilleur avait reçu un coup de pied de cheval sur la partie interne et moyenne de la cuisse gauche, qui ne détermina pas de douleur immédiate suffisante pour l'empêcher de continuer son service, malgré un peu de gonflement qu'il remarqua les jours suivants, mais auquel il fit peu d'attention. Le gonflement resta assez longtemps stationnaire et indolent; puis les mouvements devinrent plus difficiles; la fièvre se déclara et devint assez forte pour l'obliger à se faire porter malade. Ne croyant pas que la fièvre pût être le résultat d'un coup de pied de cheval insignifiant, Réault ne parla pas de cet accident, fut envoyé à l'hôpital et placé dans le service des fiévreux, d'où il passa, deux jours après, dans celui des blessés, comme atteint d'abcès crural consécutif à une affection interne. Le 16, à la visite, il présente les symptômes suivants : abattement; prostration; teinte plombée de la face; décoloration des muqueuses; peau sèche et rugueuse; amaigrissement très-prononcé; mollesse et flaccidité des chairs; sueurs nocturnes quotidiennes depuis plusieurs jours, précédées d'un léger refroidissement, mais sans frissons; pouls fréquent, faible et mou; un peu de toux; expectoration blanchâtre insignifiante; respiration facile, pas sensiblement accélérée; langue rouge et pointue; peu de soif; inappétence complète; ventre souple et dépressible; selles diarrhéiques rares, sans coliques. Toute la partie interne de la cuisse est le siége d'un fort gonflement sans rougeur aux téguments; la fluctuation est très-sensible à la partie moyenne; le pied et la jambe sont œdématiés; les mouvements du membre sont douloureux et complétement impossibles.

Le 17, une incision de deux à trois centimètres laisse écouler une grande quantité de sérosité purulente, rougeâtre, et quelques petits caillots sanguins. Il n'en résulte pas d'amélioration sensible.

Le 18, l'incision agrandie par en bas facilite l'extraction de nombreux caillots sanguins en partie décolorés, grisâtres, peu consistants; des injections d'eau tiède en font sortir encore beaucoup d'autres, et vident à peu près complétement une vaste cavité qui occupe en hauteur au moins les deux tiers de la partie interne de la cuisse. Dans la journée, la douleur et le gonflement diminuent, mais le malaise général est plus grand; la nuit n'est pas meilleure; la transpiration est plus forte.

Le 19, l'état général est plus mauvais; la suppuration est abondante, séreuse, grisâtre et très-fétide; injection d'eau tiède qui entraîne encore quelques caillots. M. Godard, médecin traitant, pratique ensuite une injection de perchlorure de fer étendu d'au moins trois quarts d'eau, qui provoque des douleurs assez vives, mais de courte durée. Dans la journée, amélioration générale sensible. Dans la nuit, sueur un peu moins forte.

Le 20, écoulement par la plaie de matières liquides noirâtres; suppuration moins abondante, inodore : injection de perchlorure un peu plus concentrée.

Le 21, amélioration générale très-sensible. Localement, le gonflement est beaucoup moindre; la plaie prend une teinte rosée; la suppuration est plus épaisse et inodore. Les injections sont continuées les jours suivants, et les symptômes d'intoxication purulente complétement enrayés. La détersion et la cicatrisation de la plaie ont eu lieu assez rapidement; mais l'état général s'est réparé plus lentement. Le 20 juillet, Réault, complétement guéri et marchant facilement, sortit de l'hôpital pour aller dans sa famille jouir d'un congé de convalescence.

Le nommé Maire (Jean-Benoît), âgé de 26 ans, d'une forte et bonne constitution, natif du Bas-Rhin, canonnier servant au régiment d'artillerie à pied de la garde impériale, entra à l'hôpital de Versailles le 7 mai 1857. Cet homme est atteint d'une tumeur située dans la région dorsale, entre les apophyses épineuses et le bord interne de l'omoplate gauche, sous laquelle elle se prolonge par en haut, qu'elle soulève et repousse en avant. Le malade fait remonter à dix-huit mois l'origine de cette tumeur, qui s'est développée sans cause bien appréciable, et a grossi d'une manière insensible et progressive; mais plus rapidement depuis quelques mois, en provoquant parfois des douleurs assez fortes qui ne lui permettent plus de faire son service. Actuellement, elle est très-volumineuse, s'étend depuis l'angle supérieur de l'omoplate jusqu'à quatre travers de doigt au-dessous de son angle inférieur. En ce point, elle est tout à fait sous-cutanée et dépressible; mais, supérieurement, elle paraît sous-musculaire; elle est élastique; en pressant alternativement sur ses deux extrémités, il est facile de percevoir une fluctuation assez évidente. Les téguments sont intacts, sans rougeur et sans amincissement; la pression ne détermine aucune douleur, aucune diminution de la tumeur, dont le volume rend le décubitus dorsal impossible. Les apophyses épineuses ne présentent aucune déviation, aucune sensibilité à la pression; on ne peut rien constater du côté des côtes ni de l'omoplate; la respiration est libre, facile, sans toux, sans expectoration; les fonctions digestives sont aussi bonnes que possible; la station verticale et la marche ne sont pas gênées; le bras seul a perdu une partie de ses mouvements par suite de la projection forcée de l'épaule en

avant; cet homme paraît dans un état de santé complète-
ment bon, et rien ne permet de supposer l'existence d'un
abcès par congestion.

Le 9, au matin, M. Godard, médecin traitant, fait à la
partie inférieure de la tumeur une ponction qui donne
issue à 450 grammes de matière purulente demi-liquide,
caséeuse, d'un blanc grisâtre, inodore, sans sérosité libre.
Les parois de la tumeur sont constituées par une membrane kystique, bien organisée, dense, fibreuse, très-résis-
tante, de plus d'un millimètre d'épaisseur.

Le 11, au matin, le blessé est encore dans un état satisfaisant; il est moins bien dans l'après-midi; le soir, le
malaise augmente; surviennent ensuite des vomissements
bilieux, verdâtres, répétés, avec refroidissement général,
céphalalgie intense, frissons violents et prolongés; ensuite,
réaction incomplète et sueur toute la nuit.

Le 12, au matin, le blessé est abattu et découragé;
la céphalalgie persiste; le pouls est fréquent, précipité,
filiforme; langue rouge et pointue, inappétence complète;
envies de vomir; soif intense; dégoût pour les boissons
sucrées; douleurs et plaintes continuelles. La suppuration est abondante, séreuse, grisâtre, d'une forte odeur
acide; les bords de la plaie d'un gris ardoisé : eau de
sedlitz et sulfate de quinine, qui n'empêchent pas les mêmes
accidents de se reproduire le soir.

Le 13, le blessé est dans une prostration extrême et dans
un état très-grave. Comme on ne peut guère compter sur
les moyens ordinaires pour arrêter la marche d'une infection putride qui a débuté si violemment et qui paraît devoir
marcher vite, M. Godard pratique de suite une injection
de perchlorure de fer très-étendu qui provoque des douleurs
vives de plusieurs heures de durée. Le soir, les frissons
sont moins forts; le malaise moins grand, la nuit un peu
meilleure.

Le 14, l'état général est sensiblement mieux; la suppuration noirâtre et inodore : nouvelle injection suivie d'une
amélioration marquée. Les jours suivants, l'état du malade
présente plusieurs alternatives de bien et de mal; mais
les plus graves accidents paraissent conjurés et le danger

éloigné. On continue les injections de perchlorure ; mais pour les faire arriver sûrement dans le fond de la poche kystique qui s'étend sous l'omoplate, il a fallu faire une seconde incision à la partie supérieure de la tumeur et traverser le muscle rhomboïde. Après cette seconde incision, les injections ont été plus faciles et surtout plus efficaces ; l'amélioration a marché plus vite, quoique assez lentement ; tous les accidents ont insensiblement disparu.

Le 31 juillet suivant, ce blessé sortit de l'hôpital pour se rendre dans sa famille. L'état général était assez complétement réparé ; il n'y avait plus aucune trace de tumeur ni n'accidents locaux ; mais les plaies restaient fistuleuses, bien que fournissant depuis longtemps très-peu de suppuration.

Le nombre des observations que je viens de rapporter me paraît suffisant pour prouver que le perchlorure de fer possède toujours et partout des propriétés médicamenteuses, réelles et précieuses, bien supérieures aux propriétés de tous les agents qu'emploie la thérapeutique chirurgicale dans les mêmes circonstances, contre les mêmes affections. Pour expliquer l'insuffisance de ces derniers, j'ai signalé les mauvaises conditions hygiéniques dans lesquelles nous nous trouvions. J'ai dit que, par suite de l'état de faiblesse et d'épuisement dans lequel se trouvaient nos blessés, de l'inertie des fonctions normales et pathologiques, de l'absence des réactions organiques, les surfaces traumatiques restaient pâles, livides, blafardes, et ne fournissaient que des produits morbides, nuisibles par leur quantité et leur qualité. Aussi, sans entrer dans toutes les considérations de physiologie pathologique que comporte le sujet, mais seulement d'après les modifications produites par le perchlorure de fer en pareille circonstance, je crois qu'il est très-facile d'expliquer son mode d'action et de comprendre son importance thérapeutique dans des conditions morbides où tous les autres moyens étaient d'une impuissance presque constante.

Mode d'action.

Action locale. — Le perchlorure de fer employé pour prévenir ou pour enrayer la marche de l'infection purulente ne possède aucune propriété particulière ni spécifique. Il agit simplement comme tonique, comme stimulant; mais avec une puissance et une sûreté d'action qui constituent une véritable propriété exceptionnelle, que l'on ne peut obtenir avec aucun autre de ses équivalents thérapeutiques, ni par la combinaison de plusieurs. Il modifie la vitalité des tissus; il stimule énergiquement les surfaces suppurantes; il active ou développe les propriétés vitales languissantes incapables de résister aux causes destructives, et de fournir les éléments nécessaires au travail de réparation. Les surfaces livides, blafardes, grisâtres, fongueuses, saignantes, se détergent promptement, et se couvrent de bourgeons charnus rouges, vermeils et animés; la suppuration, de liquide, séreuse, grisâtre, irritante, plus ou moins fétide, devient blanchâtre, consistante et inoffensive; l'engorgement des parties molles disparaît; les tissus reprennent de la consistance, se raniment, et les surfaces traumatiques du plus mauvais aspect sont ramenées au bout de quelques jours aux conditions de plaies simples, d'une cicatrisation rapide et facile.

Dans la première et la seconde période de la pyoémie, il favorise et active la formation de la membrane pyogénique; il régularise et accélère le travail de cicatrisation qui, une fois bien établi, rend impossible la pénétration mécanique des matières purulentes dans les vaisseaux divisés. Cette action stimulante, si positive et si utile, la seule réelle, m'a paru produire une modification particulière, peut-être révulsive ou substitutive, dans deux circonstances inhérentes surtout aux plaies d'amputation. Appliqué sur l'extrémité de l'os divisé, j'ai vu plusieurs fois le perchlorure de fer modifier si avantageusement et si rapidement l'inflammation du canal médullaire, enrayer si complétement la marche de l'ostéo-myél'te, qu'il m'est impossible de ne pas lui supposer la même puissance d'action contre la lymphangite et la phlébite des veines du moignon. Je n'ai aucune observation concluante pour appuyer ce fait d'une démonstration directe, mais je le crois positif et digne d'une sérieuse attention; car, s'il était réel, il aurait une grande importance pratique.

Action générale ou dynamique. — L'action locale du perchlorure de fer en rend évidemment l'absorption impossible; aussi, comme dans la pourriture d'hôpital, il ne paraît exercer aucune action générale ou dynamique. Mais par la stimulation locale énergique qu'il provoque, par les douleurs vives et prolongées qu'il détermine, il réagit sur toute l'économie, et imprime à l'organisme une secousse salutaire qui ranime les forces vitales et rétablit l'harmonie des fonctions. L'abattement et la prostration sont bientôt remplacés par un sentiment de bien-être particulier; le sommeil revient, calme et réparateur; la circulation se régularise et se développe; l'appétit se prononce; les digestions sont faciles et réparatrices; les symptômes pectoraux, lorsqu'il n'existe pas encore de lésions métastatiques graves, se dissipent spontanément, et presque toujours rapidement, sans l'intervention d'aucune médication interne.

Action physico-chimique. — Les phénomènes physico-chimiques sont les mêmes que dans la pourriture d'hôpital : formation d'une croûte plus ou moins épaisse, suivant l'engorgement des parties molles et l'exsudation sanguine qui se fait à la surface de la plaie, mais toujours moins épaisse, moins régulière et moins solide que dans la première affection; ensuite, écoulement de matières liquides noirâtres, d'une consistance et d'une abondance variables. Sur les plaies d'amputation, on ne trouve le plus ordinairement que des parcelles croûteuses, isolées, plus noires, moins cohérentes, formées principalement par du sang coagulé chimiquement. Une seule fois j'ai observé, après une première application faite au début de l'intoxication purulente, sur un moignon gonflé, toute sa surface interne noirâtre et complétement desséchée, tapissée d'une croûte uniforme, continue, dure, sèche, sonore et assez épaisse, qui s'est ensuite détachée par larges lambeaux.

Après les premières applications, la plaie ne fournit plus qu'un liquide noirâtre, pailleté, peu abondant.

Mais outre son action stimulante, le perchlorure de fer possède une propriété désinfectante bien supérieure à celle des chlorures alcalins ; il change presque instantanément la nature des produits morbides, dont l'odeur forte, désagréable, plus ou moins fétide, et quelquefois véritablement putride, disparaît rapidement. Cette propriété antiputride est beaucoup plus précieuse dans la pyoémie que dans la pourriture d'hôpital ; les phénomènes initiaux de l'altération du sang sont presque toujours, comme je le crois, surtout dans les conditions organiques et hygiéniques mauvaises, produits par la résorption ou la pénétration mécanique des parties séreuses altérées ; en détruisant la fétidité des matières purulentes, on les rend moins toxiques et peut-être inoffensives, jusqu'à ce que l'établissement définitif de la membrane pyogénique s'oppose à leur absorption.

Le perchlorure de fer imprime aux liquides purulents, et par suite aux parties molles du voisinage, ainsi qu'aux pièces de pansement, une coloration noire, plus ou moins foncée, qui ne doit inspirer aucune crainte, parce qu'elle est toute physique, superficielle, et nullement le signe d'une altération de texture. Cette coloration, résultant de la décomposition du produit chimique employé, disparaît facilement par le lavage, ou est promptement enlevée par la suppuration. Sur les extrémités ou les surfaces osseuses dénudées, la coloration est plus foncée, plus uniforme, plus persistante ; il semble qu'elle pénètre l'os par imbibition ou qu'elle attaque chimiquement la lame superficielle ; elle disparaît lentement, mais elle est tout aussi inoffensive, et paraît même favoriser la formation des granulations qui ne tardent pas à s'établir. Sur les cartilages, elle est encore plus noire, plus persistante, et ne disparaît que par leur exfoliation ou leur élimination, qu'elle accélère d'une manière incontestable.

J'ai dit qu'après les amputations dans la continuité, le travail de cicatrisation était empêché et souvent indéfiniment retardé par l'existence de l'ostéo-myélite, qui, en prolongeant la suppuration des parties molles, était la principale cause de l'intoxication purulente. Après les désarticulations, l'ostéo-myélite, au contraire, a été très-rare et presque jamais suppurée, mais la modification curative des parties molles et le travail de cicatrisation étaient empêchés, ou indéfiniment retardés par la présence des cartilages, dont la résorption n'était pas possible sur des blessés faibles, anémiques et profondément détériorés, abandonnés aux seuls efforts de la nature ; leur élimination se faisait avec une lenteur toujours compromettante, qui tenait les blessés sous la menace incessante d'accidents possibles, et qui en ont fait périr plusieurs. Dans ce cas, les injections de perchlorure de fer modifiaient la nature du pus, lui enlevaient ses propriétés irritantes et toxiques, entretenaient les parties molles dans un degré de vitalité suffisant, accéléraient l'élimination des cartilages et prévenaient la pyoémie. Elles m'ont plusieurs fois complétement réussi dans les amputations articulaires, quoique réunies par première intention.

Mode d'application.

Avant d'appliquer le perchlorure de fer sur une surface traumatique, pour prévenir ou enrayer l'intoxication purulente, il faut la déterger et la régulariser autant que possible, faire les débridements nécessaires pour mettre largement à découvert toutes les parties qui fournissent de la suppuration, afin que toutes les surfaces sécrétantes soient accessibles à l'action du topique. Si, dans la pourriture d'hôpital, le contact immédiat du perchlorure de fer sur toute l'étendue de la plaie n'est pas rigoureusement nécessaire pour déterminer une modification suffisante et curative, je crois ce contact immédiat indispensable pour prévenir ou pour enrayer la pyoémie ; il faut tout faire pour l'obtenir, sans toutefois dépasser les limites de la prudence et du possible. Un plumasseau de charpie imbibé de perchlorure pur ou étendu est ensuite appliqué sur toute la surface traumatique et maintenu par un appareil convenable. Il est rarement nécessaire de renouveler le pansement avant vingt-quatre heures, à moins qu'il ne soit très-urgent de faire une nouvelle application pour obtenir une modification plus complète et plus rapide.

Dans les plaies profondes et sinueuses, lorsqu'il n'est ni possible ni prudent de faire les débridements convenables et nécessaires, il faut porter, jusqu'au fond, des bourdonnets de charpie imbibés de perchlorure, ou que l'on imbibe après leur introduction, ou plus simplement encore, en y faisant pénétrer le perchlorure liquide par injection, et l'y maintenant le plus longtemps possible par la superposition de charpie et de compresses qui, maintenant fermée l'ouverture externe, assurent le contact prolongé du médicament. Lorsqu'il existe des arrière-cavités d'un accès difficile, il faut préalablement introduire une sonde métallique ou de gomme élastique, pour assurer la pénétration de la liqueur dans les parties les plus profondes et les plus difficiles à toucher.

Dans les cavités purulentes inaccessibles à la vue et au toucher, quand l'ouverture cutanée est large et la rétention du médicament difficile, il faut préalablement pratiquer des injections détersives, pour nettoyer les parois de la poche et assurer l'action du perchlorure. Si cette modification préalable est impossible, il faut alors injecter la liqueur très-concentrée et en rapprocher les applications.

A la surface d'un moignon, il s'applique comme sur les plaies superficielles, avec un plumasseau que l'on pousse jusqu'au fond; mais s'il existe des anfractuosités, il faut préalablement les remplir de bourdonnets imbibés, afin de multiplier, autant que possible, les points de contact du médicament et d'agir sur toute l'étendue de la plaie.

Il faudra toujours subordonner la concentration de la liqueur à la nature de la plaie, à la période du mal et à la modification plus ou moins rapide que l'on veut obtenir.

Comme dans la pourriture d'hôpital, il faut toujours agir énergiquement dès le principe pour obtenir un résultat prompt et satisfaisant, pour ne pas être obligé de multiplier la somme des douleurs thérapeutiques, et surtout ne pas laisser perdre le bénéfice d'une première application avant l'emploi d'une seconde ; il faut soutenir l'action du médicament par des applications répétées, jusqu'à modification complète des surfaces traumatiques.

Lorsque la plaie a pris un aspect rouge et vermeil ; lorsque la granulation est bien établie, les bourgeons charnus de bonne nature et la modification complète, pour la soutenir, il suffit le plus souvent de faire à chaque pansement de simples irrigations avec une solution étendue de perchlorure, de panser ensuite avec le vin aromatique ou le styrax, auxquels on substitue le cérat simple aussitôt que le travail de cicatrisation est bien établi ; parce que, en continuant trop longtemps l'emploi des excitants, comme je l'ai fait quelquefois par excès de précaution, on retarde la guérison ; inconvénient toujours sérieux dans un hôpital, et surtout dans les conditions d'encombrement.

Indications. — Comme, dans toutes les circonstances possibles, il vaut mieux prévenir que guérir, il faut, dès le principe, s'attacher à faire une appréciation exacte des conditions pathologiques et du milieu dans lequel on se trouve, étudier la nature, la symptomatologie et la marche des complications traumatiques, et prévenir leur manifestation par une médication active. Le perchlorure de fer étant bien certainement le modificateur le plus énergique et le plus efficace que nous possédions, il faudra, sinon toujours, au moins le plus souvent, l'employer comme prophylactique, et l'appliquer sur toutes les plaies de mauvais aspect, d'une cicatrisation lente et difficile.

A la première période de la pyoémie, il est le plus souvent possible d'obtenir du perchlorure de fer tout ce qu'il peut donner : une modification rapide et complète de la plaie, la suspension des phénomènes d'intoxication, ensuite la disparition spontanée des accidents généraux produits. Mais lorsque la pyoémie est bien déclarée, lorsqu'elle a déjà produit du refroidissement et des frissons, lorsqu'il existe déjà des symptômes qui donnent lieu de craindre l'existence de lésions métastatiques même rudimentaires, il ne faut plus compter sur une modification aussi prompte et aussi facile, mais il n'en faut pas moins agir promptement et énergiquement ; parce que le succès est encore possible, comme le prouvent plusieurs des observations citées; parce que les frissons n'annoncent pas toujours d'une manière absolue la formation ni l'existence des abcès métastatiques. Ceux-ci existeraient-ils, qu'en tarissant le foyer de suppuration, en suspendant la pénétration du pus dans le sang, l'économie pourra peut-être encore se débarrasser des matières toxiques qui la pénètrent. Il faut d'abord et toujours agir sur la plaie, parce que la médication locale doit passer en première ligne; parce que, sans modification préalable de la surface traumatique, le traitement interne est impuissant, ne peut qu'affaiblir le blessé en pure perte, et précipiter une terminaison fatale.

Le pus étant le plus ordinairement transporté dans les voies circulatoires par les veines, enflammées ou non, leur oblitération est incontestablement le plus sûr moyen d'empêcher l'adultération du sang. M. Sédillot propose de barrer quelques veines par l'application d'un cautère hastile ou cutellaire; si elles étaient seules malades, le moyen serait rationnel en théorie, mais difficile en pratique; il ne pourrait être efficace qu'à la condition de barrer toutes celles qui sont susceptibles de fournir du pus, et de le charrier dans la circulation. Lorsqu'une seule veine est primitivement malade, comme cela arrive à la suite d'une saignée; lorsque cette veine est superficielle et facilement accessible; lorsqu'on se trouve en dehors de toute influence diathésique ou épidémique, pour interrompre sûrement la circulation dans son intérieur, suspendre la sécrétion du pus et emprisonner celui qui est formé, il me semblerait plus facile et plus sûr de faire dans la veine une injection de perchlorure. Il produirait une modification directe et énergique; il arrêterait la marche de la phlébite beaucoup mieux que les cautérisations ponctuées, qui ne m'ont pas paru douées d'une action bien positive, et qui ne m'ont donné que des résultats négatifs. L'innocuité des injections de perchlorure dans les veines variqueuses me semble autoriser et justifier leur emploi dans le cas de pyoémie par phlébite.

La réunion immédiate ne réussissant presque jamais dans les mauvaises conditions; étant la principale cause de l'ostéo-myélite et de la pyoémie, par l'obstacle qu'elle apporte à l'écoulement facile des matières purulentes ; rendant surtout très-difficiles les applications locales nécessaires pour modifier la surface traumatique, je crois qu'en pareille circonstance, il conviendrait de la rejeter d'une manière absolue, pour éviter les accidents d'abord, et se ménager, ensuite, la possibilité d'agir en temps opportun. Mais lorsque la pyoémie est menaçante ou se déclare après la réunion immédiate, il ne faut pas craindre, il est même indispensable, de séparer complétement les lambeaux, et de mettre à nu le fond de la plaie. La modification sera beaucoup plus difficile, le succès moins certain ; mais il faut encore essayer et agir rapidement et énergiquement. Autant la réunion immédiate est cause de complications fâcheuses, embarrassantes, et rend difficile, trop tardive et souvent impuissante la médication locale, autant la réunion médiate est inoffensive, simple et facile, parce qu'elle permet d'apprécier journellement les modifications locales, d'agir facilement, convenablement, dès la manifestation des premiers signes de la complication pyoémique.

Enfin, dans certaines circonstances de guerre surtout, il n'est pas toujours prudent ni possible d'ajourner à des temps meilleurs certaines amputations urgentes pour débarrasser les blessés d'un foyer d'infection, et les sortir au plus tôt d'un milieu malfaisant ; dans ces cas, il sera encore rationnel d'employer immédiatement le perchlorure, lorsqu'on sera obligé d'opérer dans des conditions individuelles mauvaises, locales ou générales, et d'agir sur des tissus profondément altérés. Le fait suivant montrera ce qu'on peut en attendre en pareille circonstance.

Le nommé Jollet (Pierre), jeune soldat au 7ᵉ de ligne, fut atteint de congélation aux deux pieds dans la journée du 19 décembre 1855. A son arrivée à Constantinople, le 25, six jours après l'accident, il présente les symptômes suivants : constitution primitivement peu forte, actuellement détériorée par l'affection scorbutique et la diarrhée qui dure depuis trois semaines ; amaigrissement prononcé ; coloration noirâtre des orteils qui sont flétris, desséchés, presque insensibles ; il n'existe encore aucun travail d'élimination ; la mortification s'étend inégalement jusqu'au delà de la partie moyenne de la première phalange, mais n'atteint, sur aucune, les articulations métatarso-phalangiennes, qui sont intactes, mobiles, peu ou pas douloureuses; sous l'influence d'un régime réparateur et d'une médication tonique, la diarrhée diminue sans cesser complétement; l'état général s'améliore sensiblement. Dans les premiers jours de janvier, l'élimination commence, le 12, les parties molles sont détachées; les os font saillie à la surface des plaies, qui sont fongueuses, violacées, douloureuses, et fournissent un ichor noirâtre, abondant et fétide. Les jours suivants, les deux pieds s'engorgent; la diarrhée augmente et se complique de symptômes bien prononcés d'intoxication putride qui m'engagent à précipiter l'opération, malgré les mauvaises conditions de l'état local et général, pour débarrasser ce blessé du foyer d'infection qu'il porte, et le soustraire le plus vite possible à l'influence du milieu typhique dans lequel il est plongé. Le 18, désarticulation collective de tous les orteils, aux deux pieds, par la méthode ovalaire, avec application immédiate, sur la tête des métatarsiens, d'un plumasseau de charpie imbibée de perchlorure pur, interposé aux lambeaux, dont l'inférieur est maintenu relevé par des compresses longuettes. Malgré les douleurs vives, mais supportables et inoffensives qu'il provoque, le même pansement est renouvelé à peu près chaque jour jusqu'à modification suffisante, qui s'est produite lentement et difficilement, mais d'une manière progressive et sans aucune complication locale ni générale. Le 24 février, la cicatrisation se faisait régulièrement, et était assez avancée pour permettre l'évacuation sur France de ce blessé, qui n'a éprouvé, depuis, aucun accident, et qui a obtenu une guérison complète et solide.

Le même jour, j'ai pratiqué la même opération aux deux pieds sur un canonnier-conducteur du 10e d'artillerie, atteint aussi de congélation dans la journée du 19 décembre, en faisant partie d'un convoi qui se rendait dans la vallée de Baïdar. Cet homme était dans des conditions organiques infiniment meilleures que le précédent, et qui promettaient une guérison plus rapide et plus facile. L'opération était motivée par un ensemble de symptômes graves, mais pas assez caractérisés pour faire croire plutôt aux débuts de l'affection typhique qu'à un commencement d'infection putride : quelques jours après, il a été pris de typhus rapidement mortel.

Ces deux blessés ont été opérés sans l'emploi du chloroforme, dont je redoutais l'action immédiate et consécutive dans des conditions organiques et pathologiques aussi défavorables ; mais l'opération a été bien supportée et n'a produit aucune perturbation immédiate fâcheuse ; la douleur produite par l'application du perchlorure pur sur des tissus encore saignants a été moins forte, moins prolongée et beaucoup mieux supportée que je ne le pensais. On pourra donc, en pareille circonstance, l'appliquer sans crainte sur une plaie récente, et avec toute chance de succès, lorsqu'il n'existera pas de complication générale assez grave pour en paralyser l'effet.

Depuis, je l'ai employé plusieurs fois sur des plaies moins étendues, résultant de l'amputation d'un ou deux orteils atteints de sphacèle par congélation ; toujours le résultat a été favorable, quoique lent et difficile.

Mais l'ébranlement nerveux produit par une double opération et des pansements douloureux a-t-il été pour quelque chose dans l'explosion du typhus aigu rapidement mortel qui a enlevé mon second amputé ? J'ose presque nier le fait, parce que j'ai observé beaucoup d'autres cas semblables qui n'avaient été précédés d'aucun traumatisme thérapeutique récent, sur des hommes présentant les mêmes lésions par congélation, qui, après une période d'incubation plus ou moins prolongée, ont été pris pareillement de typhus aussi grave et à marche aussi rapide. Je crois donc qu'il est permis de douter, et d'en appeler à l'expérience pour savoir ce qu'il convient de faire en pareille circonstance, quand le diagnostic flotte incertain entre le typhus et l'infection putride.

L'observation du canonnier Madre, traité à l'hôpital de Versailles, prouve que le perchlorure de fer est aussi efficace contre l'infection putride que contre l'infection purulente ; parce que les indications sont les mêmes dans les deux affections ; parce que son mode d'action est parfaite-

ment semblable contre deux unités pathologiques procédant
d'une cause à peu près identique, et aboutissant à un résultat commun, l'altération du sang. En décomposant immédiatement le produit morbide, il le rend inoffensif ; et
en modifiant la surface sécrétante, il change complétement
la nature du produit sécrété ; il favorise le développement
des granulations et le travail de cicatrisation. Aussi, je le
crois susceptible d'exercer une influence beaucoup plus
sûre et plus favorable que la teinture d'iode dans le traitement de beaucoup de tumeurs enkystées, que l'on n'ose
ou que l'on ne peut attaquer par l'instrument tranchant,
et que l'on traite actuellement par les injections iodées.

J'ai rapporté deux observations pour prouver que dans
les fractures comminutives par coup de feu, avec plaie, qui
ne paraissent pas nécessiter l'amputation immédiate, il sera
souvent possible, avec le perchlorure de fer, de prévenir la
pyoémie ou de l'enrayer, d'obtenir la guérison ou de conserver les blessés dans des conditions favorables au succès
d'une amputation consécutive, si la consolidation devient
impossible, ou est retardée d'une manière compromettante.

L'observation cinquième prouve toute la puissance d'action du perchlorure de fer injecté dans les cavités purulentes, qu'il modifie rapidement et de la manière la plus
avantageuse ; elle prouve surtout la supériorité du perchlorure sur la teinture d'iode, qui avait été complétement
impuissante et inefficace, et qui doit inspirer peu de confiance dans les cas graves et dans les conditions hygiéniques mauvaises.

Malgré les applications abusives que l'on a déjà faites du
perchlorure de fer contre des affections qui n'en compor-
taient pas l'emploi, je suis autorisé à croire, d'après les résultats favorables obtenus, qu'il est plus que coagulant,
qu'il doit entrer dans la matière médicale pour l'usage
externe, et qu'il est appelé à rendre de grands services dans
des conditions multiples, mais surtout dans les conditions
analogues à celles où nous nous trouvions en Orient. Comme
modificateur et désinfectant, il sera encore indiqué, et
d'une application sûre et facile, dans les trajets, les foyers
et les cavités purulentes, pour prévenir et enrayer l'intoxi-

cation purulente et putride. S'il n'est pas toujours suffisant
pour guérir la lésion principale, il aura toujours l'immense
avantage d'empêcher ou de retarder les complications, et
de laisser, à l'organisme et à la médication interne, le
temps d'opérer les modifications constitutionnelles nécessaires à la guérison de la lésion locale. On rencontre journellement, dans les services de chirurgie, une multitude
d'états morbides de forme et de nature en apparence très-
diverses, mais ayant pour résultat commun la production
de produits pathologiques qui finissent par la pénétration
de quelques-uns de leurs éléments dans la circulation, où
ils altèrent la composition du sang et déterminent un appareil symptomatologique que l'on appelle fièvre hectique,
mais qui n'est, en réalité, qu'une cachexie purulente ou putride. Ces nombreuses lésions, si souvent rebelles à l'action
des moyens ordinaires, seront toujours avantageusement
combattues, et souvent guéries, par l'usage du perchlorure de fer rationnellement employé ; mais à la condition
de ne pas lui demander plus qu'il ne peut donner ; de ne
le considérer que comme un modificateur local énergique et
puissant, d'une action souvent suffisante contre les lésions
traumatiques récentes, le plus fréquemment impuissante
contre les affections constitutionnelles qui réclament toujours une médication générale.

L'action avantageuse que le perchlorure de fer exerce
dans les fractures comminutives, sur les os dénudés par les
projectiles de guerre, sur les extrémités osseuses d'un moignon, permettent de supposer qu'il aura aussi une action
curative très-favorable contre les altérations organiques des
os, dans les abcès symptomatiques d'une nécrose ou d'une
carie ; mais à la condition expresse d'être porté jusque sur le
siége du mal ; autrement, il ne produira que des modifications partielles, insuffisantes, de courte durée, qu'il faudra
renouveler indéfiniment, et qui finiront par fatiguer le
chirurgien et décourager le malade.

Je crois avoir déjà suffisamment varié les applications de
perchlorure pour être autorisé à dire qu'il peut être appliqué sur tous les organes, sur tous les tissus, en propor-
tionnant son degré de concentration à la sensibilité des

parties, et à l'effet que l'on veut obtenir sans crainte de produire aucune perte de substance, de provoquer aucune réaction inflammatoire dangereuse ; qu'il pourra être employé dans tous les cas où la teinture d'iode a été essayée, et substitué à celle-ci, lorsqu'elle se montrera insuffisante ou inefficace. Je crois même que, dans la grande majorité des cas, le perchlorure convenablement employé dès le principe donnera des succès plus rapides et plus sûrs que la préparation iodique, qui, le plus souvent, n'agit que lentement, dont l'action est plutôt dynamique que locale.

Les résultats comparatifs que m'ont donnés ces deux agents thérapeutiques employés contre des lésions de nature parfaitement identique, dans les mêmes conditions hygiéniques et pathogéniques, ne me laissent aucun doute sur la supériorité d'action du premier ; et la différence dans la rapidité des modifications produites par l'un et par l'autre rend impossible l'incertitude du choix contre les affections morbides graves et dangereuses dans lesquelles il est important de produire une modification rapide et profonde. Mais si, dans beaucoup de circonstances, le perchlorure de fer possède une supériorité d'action incontestable, qui devra souvent lui faire accorder la préférence, je suis loin de vouloir nier les propriétés désinfectantes et curatives réelles et précieuses que possède la teinture d'iode, et surtout de ne pas reconnaître les succès nombreux qu'elle a déjà donnés depuis quelques années, ou tous les services qu'elle est appelée à rendre à la thérapeutique externe ; pouvant être absorbée en partie, passer dans la circulation, produire une action dynamique et générale, et modifier la constitution, tout en modifiant l'état local, la teinture d'iode sera, dans beaucoup de circonstances, beaucoup mieux indiquée et plus avantageuse que le perchlorure de fer, qui ne peut agir que localement comme stimulant énergique. Dans les engorgements passifs, chroniques, strumeux, sur les tissus indurés, lardacés, non susceptibles d'une résolution rapide, la composition iodique aura des avantages incontestables, et devra être employée de préférence, parce que, outre ses propriétés fondantes, elle possède une propriété désinfec-

tante réelle et suffisante dans les cas d'intoxication purulente chronique, d'une puissance peu énergique, non susceptible de déterminer des accidents rapides et prochains.
Dans les vastes cavités closes, séreuses ou muqueuses, normales ou pathologiques, elle devra encore obtenir la préférence, parce qu'elle a donné des succès déjà nombreux,
et que son innocuité en pareille circonstance est constatée
par une expérience suffisamment répétée. Mais, lorsqu'elle
sera insuffisante, je crois qu'il sera rationnel et légitime-
ment permis de lui substituer le perchlorure doué de propriétés plus énergiques, et d'un emploi aussi sûr et aussi
facile.

Si l'on admet le principe de thérapeutique, principe qui
ne me paraît guère contestable, que chaque modificateur
produit une modification spéciale en raison de sa composition chimique, il faudra forcément reconnaître que le
perchlorure de fer possède une action propre inhérente à
la réunion des deux corps élémentaires dont il est formé,
et qu'on ne pourra obtenir au même degré avec aucun
des autres produits chimiques connus, malgré leur analogie de composition. La solution de chlorure de zinc, qui
est éminemment antiseptique et conservatrice, produirait-
elle une stimulation aussi énergique et aussi inoffensive
que le perchlorure de fer? N'ayant jamais été employée
comme modificateur des surfaces traumatiques, il faut laisser à l'expérience le soin de déterminer sa valeur thérapeutique ; quant aux chlorures alcalins, malgré leurs propriétés désinfectantes réelles et très-utiles, ils ne produisent qu'une modificateur locale insignifiante, qui les rend
complétement impuissants dans les cas un peu graves.

Mais si le perchlorure de fer possède une puissance
d'action bien supérieure à celle de tous les agents thérapeutiques compris dans la classe des excitants modificateurs, même à celle du fer rouge, je ne prétends pas qu'il
soit destiné à les remplacer tous et toujours, surtout le dernier. Il ne faudra jamais oublier qu'il produit des douleurs
vives, quelquefois excessives, qui, pour être utiles souvent,
ne sont pas nécessaires toujours, et qui, dans certaines
circonstances ou sur certains sujets par trop débilités ou

trop impressionnables, pourraient peut-être déterminer des perturbations dangereuses, bien que nous n'en ayons jamais observé aucune. Dans les conditions hygiéniques et individuelles favorables, il sera toujours prudent de commencer par les modificateurs ordinaires, et de les remplacer par de plus forts, s'ils se montrent insuffisants, surtout s'ils ne peuvent prévenir ou arrêter assez promptement les accidents qui seraient menaçants ou développés. Dans les conditions hygiéniques contraires, sur des blessés fortement déprimés par des influences physiques et morales prolongées, plongés dans un milieu miasmatique délétère, incapables de réactions franches et énergiques, la temporisation serait toujours imprudente, l'emploi des petits moyens ferait perdre un temps précieux, et ne permettrait plus aux moyens actifs d'agir assez promptement pour enrayer la marche de complications déjà avancées. Il faut, en pareille circonstance, agir promptement, énergiquement, et compter sur le perchlorure de fer, qui rendra de grands services s'il est employé avec hardiesse et confiance, et surtout en temps opportun. Mais je répète encore que le perchlorure de fer ne possède aucune propriété spécifique ; qu'il n'agit que comme désinfectant, stimulant et modificateur des surfaces traumatiques, et qu'il ne doit être employé que pour modifier et désinfecter. Lorsqu'il sera nécessaire de détruire, de stimuler et de modifier en même temps, le cautère actuel sera toujours un agent précieux et utile ; possédant aussi une action propre et spéciale que ne donnera jamais aucun des caustiques solides ou liquides, et qui ne devront jamais lui être substitués. On ne devra surtout jamais oublier que si la thérapeutique est une combinaison de moyens conduisant souvent au même but par des routes différentes, dont le choix est quelquefois embarrassant et difficile dans les cas graves, la prudence commande de prendre toujours la plus courte et la plus sûre, fût-elle la plus douloureuse.

Si l'on veut bien accorder quelque crédit aux observations que j'ai consignées dans ce travail, aux résultats que j'ai obtenus dans des circonstances exceptionnelles, il est vrai, dans des conditions très-défavorables ; si l'on veut bien ne pas juger trop sévèrement les idées théoriques qui m'ont dirigé dans l'emploi du perchlorure de fer, j'ose espérer que l'on voudra bien en appeler à l'expérimentation clinique pour détruire, confirmer ou rectifier ce que j'ai dit des propriétés d'un produit chimique appelé, je crois, à rendre de grands services dans la thérapeutique chirurgicale, surtout sur les blessés du champ de bataille. Mais, avant de terminer, je crois devoir rappeler à ceux qui seraient tentés de contrôler ces résultats que, si l'efficacité d'un agent thérapeutique dépend surtout des circonstances dans lesquelles on l'emploie, elle dépend encore beaucoup plus du mode d'administration, qui, pour être avantageux, doit remplir exactement les indications formulées.

---

7 septembre 1859.

Depuis trois mois j'ai eu de nombreuses occasions d'appliquer et de faire appliquer le perchlorure de fer pour combattre la pourriture d'hôpital, et surtout l'infection purulente, sur les blessés de l'armée d'Italie. Les résultats que j'en ai obtenus sont si positifs et si satisfaisants, qu'ils ont confirmé de la manière la plus complète tout ce que j'ai dit dans mon premier travail, et solidement établi les propriétés de cet agent thérapeutique contre les deux principales complications des plaies par armes à feu.

Dans les hôpitaux de Turin nous avons eu peu de cas de pourriture d'hôpital. Cette complication s'est montrée presque toujours sous la forme ulcéreuse à marche quelquefois rapidement destructive ; le plus souvent sous la forme plutôt pultacée que véritablement pulpeuse, à marche lente, chronique, ne produisant pas de désorganisations profondes, mais difficile à modifier radicalement sur quelques blessés épuisés par une abondante suppuration et par un long séjour à l'hôpital. Le perchlorure de fer, appliqué suivant les indications que j'ai données, a constamment triomphé de la pourriture d'hôpital avec une sûreté d'action qui a convaincu tous les médecins qui me l'ont vu appliquer.

Mais c'est surtout contre l'infection purulente chronique que le perchlorure de fer nous a rendu de véritables services et nous a permis de conserver un certain nombre de membres fracturés qui, sans lui, auraient nécessité des amputations consécutives sur quelques blessés ; il a permis de retarder l'opération, pour attendre une saison et une température plus favorables à la réussite des amputations, qui ont été assez souvent suivies d'accidents graves pendant les chaleurs de l'été.

J'ai vu si souvent le perchlorure de fer enrayer rapidement la marche de l'infection purulente, dissiper en peu de temps des symptômes graves et menaçants, transformer en peu de jours d'une manière si complète et si avantageuse l'état local et général, que je ne peux plus douter de ses propriétés thérapeutiques et surtout prophylactiques de la pyoémie.

Dans les trajets purulents sous-cutanés et profonds, il a souvent déterminé des guérisons rapides, et plusieurs fois arrêté et dissipé des érysipèles traumatiques.

A Turin, ayant eu constamment à surveiller plusieurs services de blessés, et n'ayant jamais pu en faire un d'une manière suivie, j'ai pu me convaincre combien il est important avec le perchlorure, comme avec tout autre agent thérapeutique, d'agir rapidement et énergiquement dans les cas graves, pour obtenir des succès complets et durables.

Le perchlorure de fer n'étant pas compris dans le formulaire des hôpitaux militaires, j'ai trouvé, à Turin, un professeur de chimie qui a eu l'extrême obligeance de m'en préparer plusieurs litres, marquant 30 degrés à l'aréomètre. Nous l'avons employé plus ou moins concentré suivant les indications à remplir et les effets à obtenir; mais plusieurs fois j'ai dû l'employer complétement pur contre la pourriture d'hôpital. Toujours il a déterminé des douleurs vives, mais jamais aussi vives que dans les hôpitaux de Constantinople, où la pourriture d'hôpital causait des douleurs brûlantes beaucoup plus intenses que dans les hôpitaux de Turin, et sévissait sur des blessés beaucoup plus affaiblis et plus détériorés que ceux de l'armée d'Italie.

Dans les premiers temps, n'ayant pas encore de perchlorure de fer, j'ai employé le persulfate avec succès contre l'infection purulente chronique, contre l'atonie des plaies, dans les trajets et les foyers purulents ; plus tard, je les ai essayés comparativement. D'après les résultats obtenus, dans les cas simples ou de médiocre gravité, je crois que le persulfate vaut presque le perchlorure ; mais l'action du premier étant moins intense, moins prolongée, me paraît moins sûre et nécessite des applications plus répétées et plus concentrées.

Contre la pourriture d'hôpital, le persulfate pourra encore rendre des services, parce qu'il est d'une application aussi simple et aussi facile que le perchlorure, mais son action, quoique énergique et presque aussi douloureuse, ne me paraît pas devoir être suffisante dans les cas graves, qu'il faut enrayer le plus promptement possible ; je ne pense pas qu'il puisse remplacer le perchlorure.

Outre leurs propriétés thérapeutiques communes à des degrés différents, le persulfate, comme le perchlorure, est un désinfectant et neutralise parfaitement les odeurs purulentes ; mais par sa composition chimique, le second l'étant beaucoup plus que le premier, mérite encore, sous ce rapport, une grande préférence (1).

---

(1) Le 20 août dernier, M. Cambay, médecin principal de 1re classe, chef de l'hôpital militaire *Della Neva*, à Gênes, a fait un heureux essai de l'emploi du perchlorure de fer dans le traitement de la pourriture d'hôpital. La seule observation qu'il ait recueillie a été adressée, par lui, au conseil de santé des armées et à l'Académie impériale de médecine. M. le baron Larrey, membre du conseil de santé, présent à la séance académique à laquelle cette observation a été communiquée, a fait observer à ses éminents collègues que la note de M. Cambay étant de beaucoup postérieure à l'envoi du mémoire de M. Salleron, la question de priorité ne pouvait faire l'objet d'un doute entre ces deux médecins.